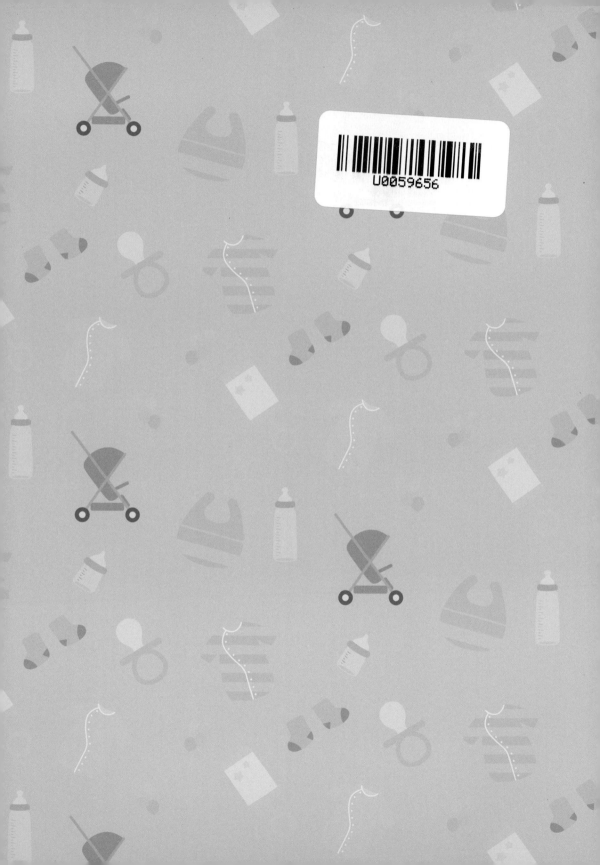

致讀者

　　我有兩個乖寶寶，一個大女兒一個小兒子。撫觸捏脊作為增強幼兒體質的好方法，我身體力行每天給他們捏脊，一直堅持到現在。孩子們身體健康，極少生病。

　　深感於撫觸捏脊的好處，便與其他從事幼兒推拿專業和兒科專業的中醫師、護理人員共同編寫了此書，並加入了自己多年的臨床實踐經驗。願各位家長能把捏脊和撫觸作為愛的禮物送給孩子，讓寶寶更加健康！

　　本書內容是隋曉峰醫師多年來研究的精華彙集，其內容普遍適用於一般社會大眾；但由於個人體質多少有些互異，若在參閱、採用本書的建議後仍未能獲得改善或有所疑慮，建議您還是向專科醫師諮詢，才能為您的健康做好最佳的把關。

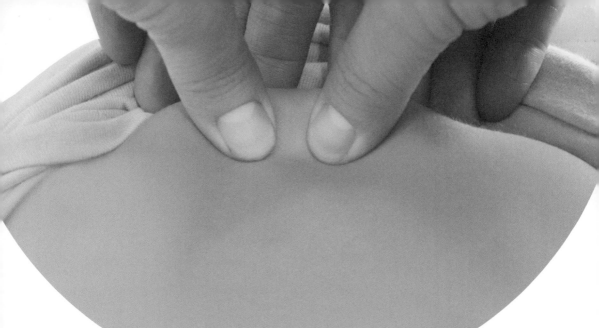

圖解嬰幼兒撫觸捏脊按摩法

按捏聖經

隋曉峰 醫師　著

馬光中醫
鄭秉濠 醫師　顧問／審訂

推薦序

　　寶寶在成長的不同年齡階段都會遇到許多不同的問題，幼兒「既無聲色貨利之郁於中，又無勞苦饑渴之積於外」，而且「口不能言，脈無從測」。所以，家長掌握一些兒童保健知識和有效的自然療法非常必要。幼兒捏脊、撫觸療效好，且無毒副作用，日漸受到許多人的青睞。

　　本書由長期從事幼兒推拿專業和產科專業的中醫師、護理人員精心編寫而成。他們經過長期的臨床實踐，積累了豐富的臨床經驗，針對沒有醫學專業背景和相關知識儲備的家長，深入淺出地教給父母用自己的雙手和全部的愛，為寶寶的健康保駕護航。

　　簡單易學的取穴和操作手法，讓家長一看就懂，一學就會。本書的出版，對於普及兒童醫學科普知識，促進兒童健康成長，將會有很大的幫助。家長是孩子最好的健康守護者。希望本書能給讀者朋友以啟迪，把捏脊和撫觸作為愛的禮物送給我們的孩子，讓孩子感受不一樣的治療，真正把這種綠色療法運用起來，讓寶寶更加健康！

吳山

吳山簡介

為醫學博士、主任醫師、廣州中醫藥大學博士生導師、中國名老中醫專家學術繼承人。現任中國國家推拿技術協作組組長、中華中醫藥學會推拿分會常務理事、廣東省重點推拿專科學術帶頭人，廣東省中醫院推拿科主任。從事推拿臨床工作近30年，獲「傳承廣州文化的100雙手——廣州妙手」稱號。

目錄

附錄

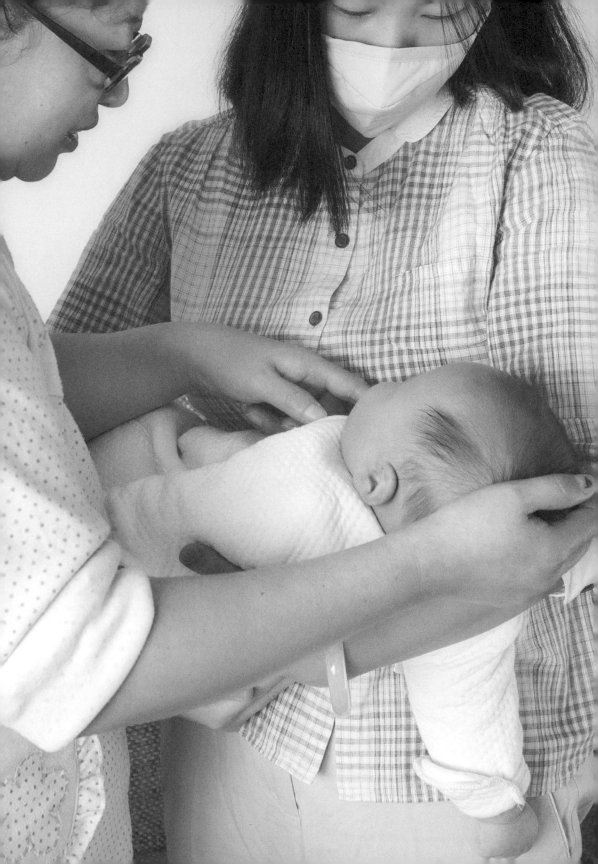

Part ① 要想幼兒身體好，先學撫觸與捏脊

撫觸與捏脊都是醫療方法，經中國國內外專家多年的研究和臨床實踐證明，給幼兒進行系統的撫觸與捏脊，有利於幼兒的生長發育，有增強免疫力等作用。想要瞭解撫觸與捏脊，先從本章開始。

幼兒從初生起一直處於不斷生長發育的過程中，其解剖生理特點以及在病理與免疫方面都與成人有很大程度的差異。只有對兒童身體、按摩手法特點等基礎知識有全面的瞭解，才能正確地指導治療。

撫觸與捏脊的健康原理

什麼是撫觸？

撫觸是撫觸者的雙手以特定技巧，即用推、按、摩等手法對幼兒體表部位進行的操作。

撫觸的健康原理

撫觸能刺激機體表面的感官，從而使經絡疏通、氣血流暢、改善新陳代謝，調整各臟腑的生理功能，達到預防和治癒疾病的目的。最適合施於嬰幼兒，年齡越小越易奏效。

撫觸的作用

☑ 撫觸能增強免疫力，起到保健治病的作用，促進幼兒的生長發育。

☑ 撫觸能預防感覺統合失調，能促進新生兒神經支配行為的發育，以及智力發展。

☑ 撫觸能促進早產兒生長發育，提升胃腸功能的成熟，有利於熱量攝取，增長體重，並能加速食物的消化和吸收，減少幼兒哭鬧，幫助睡眠。

☑ 撫觸可以增強幼兒與大人的交流，幫助幼兒獲得安全感，增強對大人的信任感。

☑ 心理學研究發現，有過嬰幼兒期撫觸經歷的人，在成長中較少出現攻擊性行為，喜愛助人、合群。另有研究表明，撫觸可以幫助幼兒獲得平和安靜的感覺。

什麼是捏脊？

捏脊是兒科推拿手法中常用的治療方法。簡單來說，是用雙手拇指指腹和食指中節靠拇指的側面，在幼兒背部皮膚表面依捏、拿、捻動順序的一種中醫治病的方法。

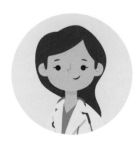

專家小知識 **感覺統合失調**

感覺統合失調，是指外部的感覺刺激信號無法在兒童的大腦神經系統進行有效的組合，而使機體不能和諧的運作，久而久之形成各種障礙（如注意力不集中、做事拖拉、過動、緊張、膽小、愛哭、不合群等），最終影響身體健康。

捏脊的健康原理

　　捏脊療法是通過刺激背部腧穴以達到刺激神經幹和神經節，誘發機體複雜的神經體液調節，最終提高免疫功能的一種中醫治療方法。

捏脊的作用

☑ 捏脊可以整體、雙向地調節內臟活動。

☑ 捏脊可以促進氣血運行、改善臟腑功能。

☑ 捏脊可以達到防病、治病的目的。

撫觸、捏脊分別適合多大的寶寶？

　　撫觸最適合從出生到6個月的寶寶，捏脊最適合6個月至7歲的孩子。

巧用撫觸與捏脊，輕鬆緩解小病痛

　　撫觸捏脊療法是一種無針、無藥、無需開刀、無副作用的物理療法，也是標本兼治的全身治療方法。該療法不受時間、地點、環境、條件的限制，還可結合其他的幼兒按摩用穴，具有易學、易掌握、易操作、方便靈活、見效快的優點。

　　治療時採用輕、重、緩、急、剛、柔等不同刺激量的手法，達到通經絡、和氣血的作用，以改變幼兒身體內部陰陽失調的病理狀態，從而達到恢復陰陽相對平衡的目的。

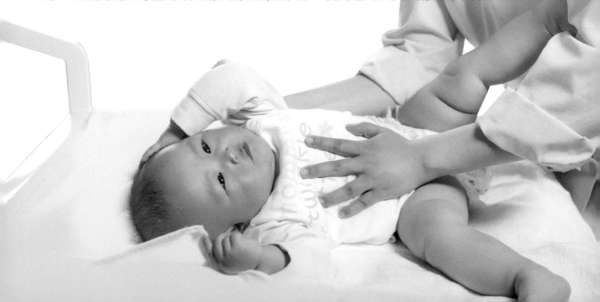

手法介紹

手法作用於局部。在局部通經絡、行氣血、濡筋骨，並通過氣血、經絡影響到相應臟器及其他部位。有人通過穴位按摩觀察胃的運動，對脾俞、胃俞、足三里等穴位進行按摩。而在胃運動增強時，按摩後會使胃的運動減弱，在胃的運動減弱時，按摩後將使胃的運動增強。

同時，脾俞、胃俞在按摩後會引起胃運動增強，足三里在按摩後則引起胃運動抑制。

功能說明

幼兒撫觸、捏脊，結合其他的穴位按摩，具有扶助正氣的作用，再配合適當的營養及功能鍛鍊，能強健幼兒體質、提高機體的抗病能力和自然修復能力，從而祛除病邪、獲得健康。

除了對身體健康有益之外，透過按摩可刺激經絡或神經，使物質傳遞到相應的臟腑、組織和器官，調節大腦狀態，從而起到提高智商的作用。

注意事項

此療法適用於每一個幼兒，有病治病、無病防病，具有很好的保健、緩解小病小痛的作用。不過要記得，病症在治療前，必須明確判斷症狀為何。如果不能肯定，請去醫院，兒童疾病瞬息萬變，刻不容緩，急性病症尤其如此。

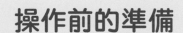

操作前的準備

時間、環境準備

1 時間最好選在幼兒沐浴前後、午睡前以及晚上睡覺之前。
2 房間的溫度不宜過低或者過高，最好保持在25℃。
3 環境應當安靜且乾淨，最好放一些輕柔的音樂，讓幼兒放鬆身心。
4 最好在幼兒的臥室或者熟悉的房間，這樣能使幼兒感覺安全舒適，同樣能起到放鬆的效果。

姿勢、表情準備

1　對3歲以內的幼兒可由別人抱著按摩，也可採取搖籃式的姿勢。

2　對於3歲以上的幼兒可單獨採取坐姿、仰臥姿、俯臥姿或側臥姿勢等。

3　大人在操作的時候應面帶微笑，與幼兒進行目光交流，將愛意傳達給幼兒，才能起到最好的效果。而在施行手法時選擇體位的基準，以便於手法操作和使幼兒舒適為原則。

專 家 小 知 識　**搖籃式操作方法**

Step 1 大人坐在墊子上，雙腿伸直後將膝蓋微微向外彎曲，使雙腿間形成一個搖籃的形狀。

Step 2 在腿中間鋪上厚厚的墊子，將幼兒放在中間，頭部靠在大人的腳跟處，這樣就能夠在過程中隨時觀察到幼兒的表情，以便調節節奏與力度。

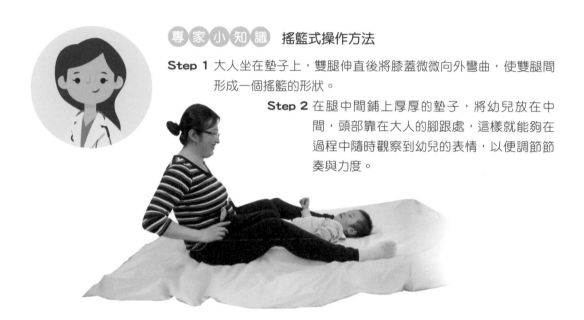

其他注意事項

1　大人應當將指甲剪短並且打磨光滑，然後將佩戴的手錶、戒指、手鏈等飾品摘除，以免劃傷幼兒嬌嫩的肌膚。

2　大人可以先用熱水洗淨雙手，可以增加手掌溫度，使幼兒感覺更舒服。

3　一定要在幼兒精神狀態良好的條件下進行，如不疲倦、不煩躁、不饑餓。

4　可以準備一塊乾淨的棉墊或一條大浴巾，鋪在幼兒身下，讓其更舒適。

輔助介質選用

　　為了減少對皮膚的損傷，藉由某些輔助物品，既能增強療效，又能呵護肌膚。下面介紹幾種常用的輔助介質，可根據需要靈活選用。

嬰兒油或者幼兒潤膚露

取得途徑　超商、藥局購買。

使用方法　在手心塗上適量並搓勻。

功能說明　既可以減小皮膚的摩擦、避免擦傷幼兒的皮膚，還可以將水分保存在幼兒的肌膚中，有效防止皮膚乾燥、出疹。

生薑汁

取得途徑　把適量鮮生薑切碎、搗爛，取汁液即可。

使用方法　在手心塗上適量汁液並搓勻。

功能說明　幼兒在冬春季節，常用薑汁，取其辛溫的特性，能發汗解表、溫中健胃、幫助消化。既可用於風寒感冒，又可用於舒緩胃寒嘔吐及腹痛、腹瀉等症狀。

蔥白汁

取得途徑　把適量蔥白切碎、搗爛，取汁液即可。

使用方法　在手心塗上適量汁液並搓勻。

功能說明　蔥白能散去在表之風寒，有發汗解表、散寒通陽的作用。對於感冒風寒的輕症，適合使用蔥白汁作介質。此外，對於因寒凝氣滯所導致的小便不利，也可使用這種介質。

蛋白

取得途徑　在雞蛋上打一個小洞，然後倒置，取滲出的蛋白即可。

使用方法　在手心塗上適量蛋白並搓勻。

功能說明　有清熱除煩、消積導滯的功能，用於消化不良，或久病後期煩躁失眠、手腳心熱等陰虛有熱病症。

薄荷水

取得途徑　取新鮮薄荷葉或乾薄荷葉（新鮮的為佳），浸泡於適量開水中，將容器加蓋存放8小時後，去渣取汁液即可。

使用方法　在手心塗上適量薄荷水並搓勻。

功能說明　因其有疏散風熱、清利頭目的作用，幼兒在炎熱季節非常適合使用。

滑石粉、爽身粉、玉米粉

取得途徑　藥局、超商購買。

使用方法　在手心塗上適量粉材並搓勻。

功能說明　有潤滑皮膚、乾燥除濕的作用。對於嬰幼兒及皮膚嬌嫩者，一年四季均可使用。

肉桂液

取得途徑　將肉桂加適量水煮開，晾涼取液即可。

使用方法　在手心塗上適量肉桂液並搓勻。

功能說明　因其有補火助陽、散寒止痛的作用，幼兒體虛畏寒時，或在冬季可以經常使用。

基本手法一學就會

　　手法要持久有力、穩妥柔和、輕快均勻。應根據幼兒臟腑嬌嫩、肌膚柔嫩的特點，操作時儘量使手法輕而不浮、柔中有剛、快而不亂、實而不滯，適達病所而止，不可過於用力。

推法　　推法為幼兒按摩常用手法之一，分直推、分推、旋推三種。有旋推為補，直推為清為瀉（向指根方向）；屈其指直推為補，直其指直推為瀉等說法。

直推	分推	旋推
以拇指端外側緣或指面，或食、中二指指腹，或以掌根在穴位或一定部位上作直線向前推動。	用雙拇指指面，自穴位向兩旁分向推動。	用拇指指面在穴位或一定部位上作頻頻旋轉推動。

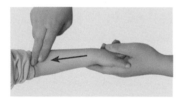 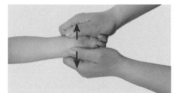 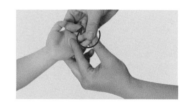

運法　　用拇指或食指、中指、無名指指面在穴位或其他部位上，由下而上作弧形或環形運轉。此法有順運為瀉、逆運為補，左運汗、右運涼及左轉止吐、右轉止瀉等說法。

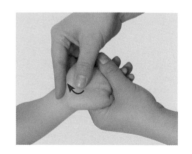

按法　　用拇指指腹或掌根，在其他部位或穴位上逐漸用力向下按壓，稱按法。此方法操作時常與揉法結合而用，稱按揉。

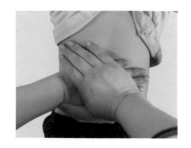

揉法　揉法為幼兒按摩常用手法之一，分指揉、掌揉、魚際揉三種。

指揉	掌揉	魚際揉
用拇指或食指指端，或用食指、中指、無名指指端著力，緊緊吸附在穴位上並作反覆循環揉動，稱指揉。	用掌根大、小魚際部著力在穴位上反覆循環旋轉揉動，稱掌揉。	僅用大魚際部著力，在其穴位上反覆循環揉動，稱魚際揉。

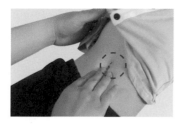 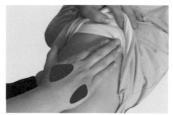 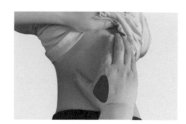

 摩法　摩法是幼兒按摩常用手法之一，分指摩、掌摩和旋摩三種。有逆摩為補，順摩為瀉；掌摩為補，指摩為瀉；緩摩為補，急摩為瀉等說法。

指摩	掌摩	旋摩
用食指、中指、無名指三指指腹在穴位或其他部位上作連續的迴旋撫摩，稱指摩。	用掌心在穴位或其他部位上作迴旋撫摩，稱掌摩。	用雙手全掌指面著力，自幼兒下腹部開始沿升結腸、橫結腸、降結腸的解剖方向，兩手一前一後作交替旋轉運摩，稱旋摩。

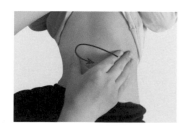 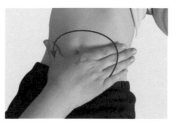 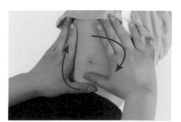

掐法

掐法為幼兒按摩常用手法之一。為將拇指指甲用力掐入穴內，以不掐破皮膚為宜。

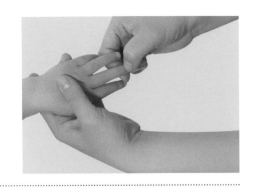

拿法

拿法是幼兒按摩常用手法之一。用拇指指端和食指、中指二指指端，或用拇指指端與其餘四指指端相對用力提捏筋腱；後者又稱五指拿。

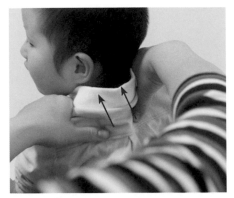

搓法

用雙手掌心相對用力，挾住其他部位，然後雙手交替或同時用力快速搓動，並同時作上下往返的移動，稱為搓法。

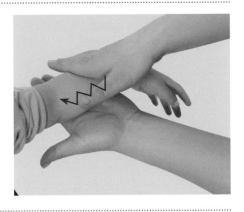

擦法

用拇指外側緣或食指、中指、無名指指面在體表其他部位或穴位上來回摩擦。擦法又分指擦、掌擦和魚際擦三種。

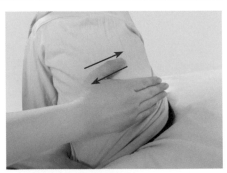

抹法　用單手或雙手拇指指面緊貼皮膚，作上下或左右往返移動，稱為抹法。

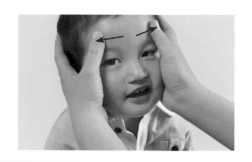

捻法　用拇指、食指指面，捏住其他部位，作對稱的用力捻動，稱為捻法。

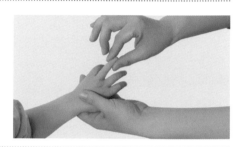

捏法　捏法為幼兒按摩常用手法，分捏脊法和擠捏法兩種。

捏脊法	擠捏法
用雙手拇指和食指作捏物狀手形，自腰骶開始，沿脊柱交替向前捏捻皮膚，詳見P46。在操作時，所提皮膚多寡和用力大小要適當，而且要直線向前，不可歪斜。	用雙手拇指與食指、中指、無名指指端自穴位或部位周圍向中央用力擠捏，直至使局部皮膚紅潤和充血為止。

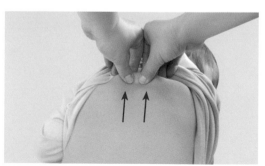

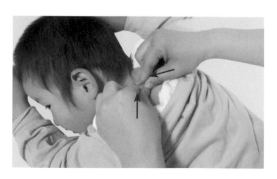

專家小提醒

以前民間無鐘錶，推拿計時靠計數，本文也延續傳統，在操作步驟上說明次數。不過，實際操作時應根據當下情況參考建議時間與次數，靈活調整撫觸捏脊的時長與頻率。

6種常見錯誤操作

不注意保暖

　　操作撫觸捏脊時，室內溫度要控制在27℃左右，溫度過低幼兒容易著涼。將幼兒替換的衣物、尿布、包巾都放到床邊，做完撫觸後及時為幼兒著衣並包裹好。

過飽、過饑時做撫觸

　　撫觸不要在幼兒過饑餓或過飽的時候進行，否則在操作時容易造成幼兒腹部不舒服。

操作的時間過長

1　對新生兒，每次按摩15分鐘即可；稍大一點的幼兒，約需20分鐘；最多不超過30分鐘。一般每天進行3次。

2　一旦幼兒開始出現疲倦、不配合的情況，就應立即停止。因為超過30分鐘，幼兒就會覺得累，開始哭鬧，這時大人就不該勉強幼兒繼續做動作，讓他休息睡眠後再做。

疲勞、哭鬧時做撫觸

　　幼兒覺得累、哭鬧時，任何刺激均不適宜，應該讓他休息，等安定好情緒後再替他做撫觸。

力度不適當

　　按摩時應輕柔，不可用力過猛，否則會傷及幼兒肌膚，產生其他副作用。

不使用介質

　　在給幼兒做撫觸時使用介質，能夠起到保護、清潔、潤滑的作用，使操作更加溫柔舒適。尤其是初生的幼兒由於皮膚缺少角質層的保護，顯得特別嬌嫩，任何粗糙的觸摸，都會導致幼兒不適、驚恐，甚至皮膚破損，進而產生細菌感染。

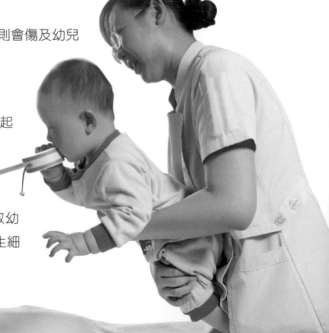

早產幼兒更需要愛護

　　撫觸與捏脊對幼兒的生長發育很有幫助，且已經被越來越多人重視。那麼，早產兒能不能做呢？答案是肯定的。對於早產兒來說，撫觸是最安全、最舒適的交流活動，而且也可以作為早產兒的綜合處理措施之一。

有助發育

　　根據報導顯示：早產兒出生後24小時即開始撫觸療法，經過一定時間的按摩，可以使幼兒的攝入奶量、頭圍、身長、體重明顯增加。

　　這是因為撫觸有助於調節幼兒神經、內分泌及免疫系統，增刺激迷走神經，使胃泌素、胰島素分泌增加、奶量攝取增加，同時又能減少幼兒焦慮情緒，拉長睡眠時間，這些都有利於體重增加。

　　撫觸與捏脊有利於促進早產兒 β-內啡肽、5-羥色胺、腎上腺皮質激素等的分泌，從而增強免疫功能，促進健康發育。

在互動中增進感情

　　撫觸與捏脊對孩子的健康有益，同時撫觸過程也是情感的交流過程，對早產兒來說尤其如此。讓幼兒通過父母的撫觸來獲得足夠的安全感，讓親子在互動中增進感情。

給早產兒操作撫觸捏脊時，要注意哪些內容？

1 注意讓早產兒保溫，因為早產兒體內調節溫度的機制尚未完善，皮下脂肪的量不足以為他保溫，散熱很快，因此保溫十分重要。室溫要控制在25～27℃，洗澡室溫28℃，每4～6小時測體溫一次，保持體溫恆定在36～37℃。

2 要謹防感染，必須將手洗淨。另外，對早產兒進行操作時，大人的手應是暖和的。

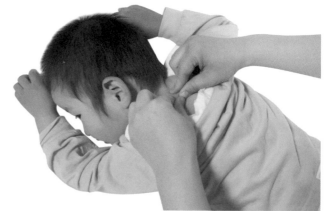

瞭解幼兒身上的黃金地

　　幼兒身上有許多特定的穴位。這些穴位不僅有「點」狀，而且還有「線」狀及「面」狀。相當多穴位都聚集在兩手，正所謂「幼兒百脈匯於兩掌」。瞭解幼兒身上的重點穴位和功能，對幼兒日常保健很有益。

頭面頸項部

百會

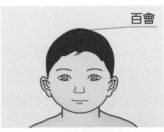

百會

位置找尋　位於頭後正中線，髮際線上推7寸。

操作方式
(按法)　揉法：用指腹揉或按，按30～50次，揉100～200次。

功能說明　1 主治頭痛、驚風（抽搐昏迷）、脫肛（直腸脫垂）、遺尿（尿床）等。

　　　　　2 用於治療驚風、煩躁。可將此穴與清肝經、清心經、招揉小天心等合併使用。

　　　　　3 用於治療遺尿、脫肛。可將此穴與補脾經、補腎經、推三關、揉丹田等合併使用。

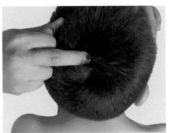

天門

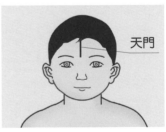

天門

位置找尋　位於兩眉中間（印堂）至前髮際形成的一直線。

操作方式　推法：用拇指由下而上交替直推，操作30～50次。

功能說明　1 主治外感內傷諸證。除推此穴外，加推攢竹，可疏風解表（疏散風邪）、開竅醒神、鎮靜安神。

　　　　　2 用於治療外感發燒、頭痛等症狀，此穴多與推坎宮、揉太陽合併使用。

　　　　　3 用於治療煩躁者，將推此穴與清肝經、按揉百會合併使用可以鎮靜安神。

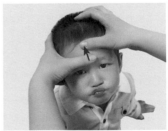

印堂

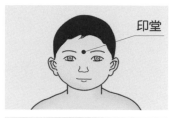

印堂

位置找尋 位於前額，兩眉頭連線中間，與前正中線之交點處。

操作方式 揉法：以指端按揉50～100次。

掐法：用拇指掐3～5次。

功能說明 1 能醒腦安神、祛風通竅（緩解鼻塞）。

2 主治感冒頭痛、昏厥、抽搐、癲癇等。

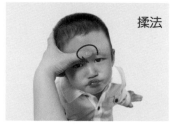

揉法

坎宮

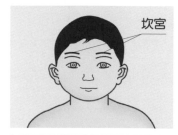

坎宮

位置找尋 位於從眉頭起沿眉梢所成的一條橫線。

操作方式 推法：用兩拇指自眉心向眉梢作分推，稱推坎宮，又稱分陰陽，操作30～50次。

功能說明 1 為幼兒按摩常用手法之一，可用於外感表證及內傷雜病。

2 主治外感發燒、驚風、頭痛、目赤痛（結膜紅腫疼痛），還能疏風解表，醒腦明目。

3 用於治療目赤痛，可將推此穴與清肝經，掐小天心、清天河水等合併使用。

4 將推攢竹與推坎宮、揉太陽合併使用，能治療頭痛、發燒等外感表證。

5 將推坎宮與清肝經、掐揉小天心、清天河水合併使用，能治療目赤腫痛、口舌生瘡等實熱證（熱邪壯盛為主的症狀）。

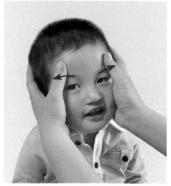

迎香

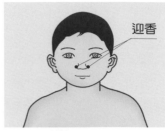

位置找尋 位於面部，鼻翼外緣中點向兩旁測量約0.5寸，
鼻唇溝中，左右各一穴。

操作方式 揉法：用食指、中指按揉，操作20～30次。

功能說明 1 主治鼻塞、流涕。

2 主要用於外感或慢性鼻炎引起的鼻塞，揉此
穴可與清肺經、拿風池等合併使用。

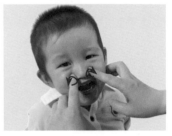

太陽

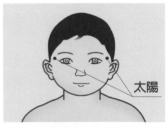

位置找尋 位於前額兩側，雙眼後方，眉梢與外眼角之
間，向後約1橫指的凹陷處，左右各一穴。

操作方式 推法：用兩拇指橈側自前向後直推，稱推太陽。

揉法：用兩拇指或中指指端揉或運，稱揉太陽
(運法) 或運太陽，與清天河水等合併使用，操
作30～50次。

功能說明 主治頭痛發燒、目赤痛、外感、內傷。

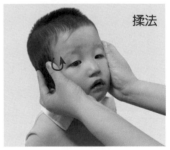

晴明

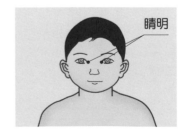

位置找尋 位於面部，內眼角上方約0.1寸凹陷處，左右各
一穴。

操作方式 揉法：用指腹按揉50～100次。

功能說明　1 睛明為足太陽膀胱經的首穴，具有疏風清
　　　　　　熱、通絡明目、緩解視疲勞的作用，也是眼
　　　　　　保健操必選穴。
　　　　　2 主治各種眼疾、頭痛、鼻塞、腰痛等。

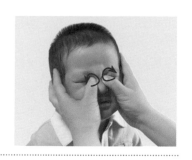

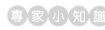 中醫說法中「寸」的意義

中醫學理講的寸是指「同身寸」，即每個人大拇指的寬度就是自己的一寸。

四白

位置找尋　位於面部，雙眼平視時，瞳孔正中央下約2釐米
　　　　　處，左右各一穴。
操作方式　揉法：用指腹按揉50～100次。
功能說明　1 能散風明目、舒筋活絡。
　　　　　2 可以有效改善視力、緩解眼酸脹，是眼保健
　　　　　　操中必須按摩的一個穴位。

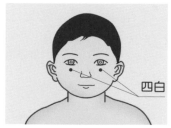

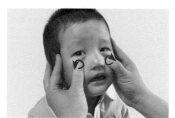

風池

位置找尋　位於項部，枕骨之下，胸鎖乳突肌與斜方肌上
　　　　　端之間的凹陷處，左右各一穴。
操作方式　拿法：用拇指、食指指端拿5～10次。
功能說明　1 主治感冒、頭痛、頸部僵硬疼痛。
　　　　　2 用於治療感冒、頭痛可將拿此穴與清肺經等
　　　　　　合併使用。
　　　　　3 用於治療頸部僵硬疼痛可將拿此穴與揉列缺
　　　　　　穴、揉頸項部肌肉合併使用。

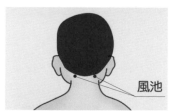

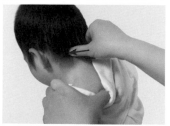

風府

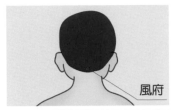

位置找尋 位於項部，後髮際正中直上1寸，枕外隆突直下，兩斜方肌之間凹陷中。

操作方式 揉法：以指端按揉50～100次。

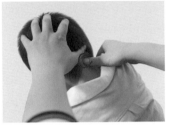

功能說明
1 本穴為袪風要穴之一，內中風及外風所致病均可選用。
2 主治精神錯亂、癲症、失音、舌強不語、咽喉腫痛、頭痛、頭暈、頸部僵硬等。

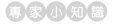 **癲 症**：是神經病症的一種。
失 音：指語言能力正常，但聲音發不出來。
舌強不語：指舌頭僵硬，導致說話不流利。

天柱骨

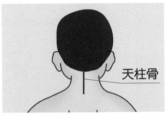

位置找尋 位於項部，從後髮際中點至大椎所成的一直線。

操作方式 推法：用拇指或食指由上而下直推，操作100～500次。

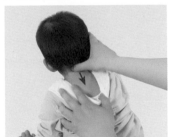

功能說明
1 主治發燒、嘔吐、頸部僵硬、驚風等症。
2 用於治療外感發燒、頸部僵硬，可將推此穴與拿風池等合併使用。
3 用於治療嘔吐，可將推此穴與揉板門、揉中脘等合併使用。
4 推、刮天柱骨能降逆止嘔、袪風寒。
5 用於治療嘔吐打嗝，可將推此穴與推板門、揉中脘合併使用。
6 用於治療頸部僵硬疼痛、發燒等外感表證，可將推此穴與拿風池、掐揉二扇門合併使用。

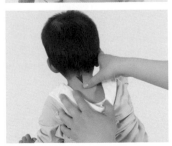

大椎

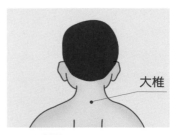

大椎

位置找尋　位於項部，第7頸椎棘突下凹陷中。

操作方式　揉法：以指端按揉50～100次。

　　　　　　捏法：用兩手食指、中指屈曲擠捏至局部皮膚
　　　　　　　　　　充血潮紅。

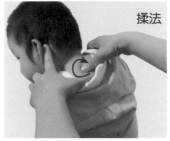

揉法

功能說明　1 大椎為手腳三陽經和督脈的交會穴，又稱陽
　　　　　　　　脈之海，總督一身之陽氣，為振奮陽氣、強
　　　　　　　　壯保健的重要穴位。

　　　　　　2 有防治各種虛損和感冒等功能，以及預防日
　　　　　　　　本腦炎、流行性感冒的作用。

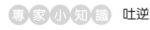

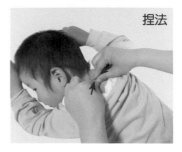

捏法

專 家 小 知 識　**吐逆**

即嘔吐、噁逆，是一種幼兒常見的不適症狀。

胸腹部

膻中

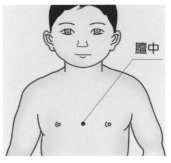

膻中

位置找尋　位於胸部正中線上，平行第4條肋骨間，兩乳頭
　　　　　　連線中點處。

操作方式　揉法：用指端揉，100～300次。

　　　　　　推法：將兩隻拇指從穴中間向兩旁分推至乳頭，
　　　　　　　　　　100～300次。或用食指、中指從胸骨切
　　　　　　　　　　跡向下推至劍突，操作100～300次。

功能說明　1 主治胸悶、咳喘、痰鳴、吐逆等。

　　　　　　2 用於治療胸悶，須由膻中向兩旁推至乳頭。

　　　　　　3 用於治療咳喘、痰鳴，可將揉膻中與推肺
　　　　　　　　經、揉肺俞等合併使用。

　　　　　　4 用於治療吐逆，可將推膻中與揉天突、按揉
　　　　　　　　豐隆等合併使用。

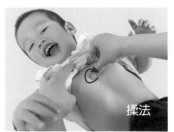

揉法

中脘

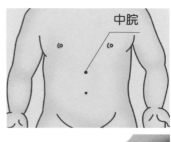

位置找尋 位於上腹部，前正中線上，肚臍中央上方4寸處。

操作方式 揉法：用指端或掌根按揉中脘，揉100～300次。

摩法：用掌心或四指摩中脘部位5分鐘。

推法：自胸骨上的凹窩，沿著胸部正中線直下
推至中脘，推100～300次。

功能說明 1 主治腹脹、噯氣（打飽嗝）、食積、食慾缺
乏、嘔吐、泄瀉等。可與推脾經、按揉足三
里等合併使用。

2 用於治療胃氣上逆（噁心）、嘔吐打嗝，可
與推板門、推天柱骨等合併使用。

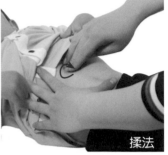
揉法

天樞

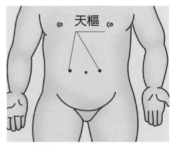

位置找尋 位於中腹部，肚臍由中間向兩旁測量2寸，左右
各一穴。

操作方式 揉法：將拇指、食指分別置於兩側天樞按揉，
操作50～100次。

功能說明 1 主治腹瀉、腹脹、腹痛、便秘、消化功能紊亂。

2 用於治療急慢性胃腸炎及消化功能紊亂，可
將揉此穴與揉肚臍、推脾經、按揉足三里等
合併使用。

3 在臨床上，天樞與臍可同時操作，以中指定臍，
食指與無名指分別按於兩側天樞同時揉動。

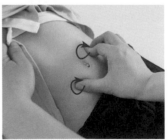

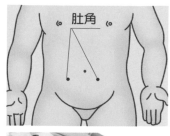

肚角

位置找尋　位於肚臍下方2寸，前正中線向兩旁測量2寸，左右各一處。

操作方式　拿法：用拇指、食指、中指三指拿3～5次。

按法：用中指按3～5次。

功能說明　1 主治腹痛、腹瀉。

2 對於治療虛寒腹痛、腹瀉效果較好，可與揉脾經、摩腹、揉丹田等合併使用。

3 本法刺激性較強，為防止幼兒哭鬧影響手法的進行，可在諸手法施畢後，再拿此穴。

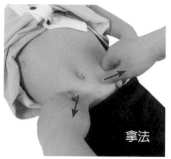

拿法

背部

脊柱

位置找尋　位於脊背的正中線，從尾骨部起至第7頸椎。即沿著督脈的循行路線，從長強穴直至大椎。

操作方式　推法：用食指、中指指腹在背部由上而下，直推50～100次。

捏法：參見P46捏脊法。

功能說明　1 主治發燒、感冒、腹瀉、腹痛、噁心、嘔吐、營養不良、便秘、抽搐、癲癇、夜啼、脫肛、遺尿等。

2 能調和陰陽、補益氣血、培補元氣、強健脾胃，清熱退熱。

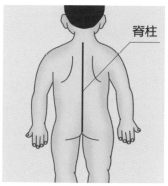

脊柱

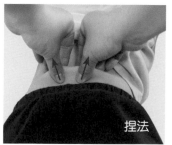

捏法

肺俞

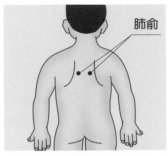

位置找尋　位於背部，第3胸椎棘突下，向兩旁測量1.5寸，左右各一穴。

操作方式　揉法：以食指、中指指端或兩拇指指腹按揉50～100次。

推法：將兩拇指指端分別自肩胛骨內緣，由上向下分推100～200次。

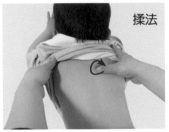

功能說明　1 主治咳嗽、氣喘、胸滿、鼻塞、骨蒸、潮熱、盜汗、喉痹、吐血、咳血、腰背痛、精神錯亂、風疹、黃疸、痤瘡等。

2 能調肺氣，補虛損，止咳嗽。

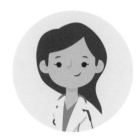

專 家 小 知 識　**骨蒸**

骨蒸泛指虛熱，指熱氣自裡透發而出的一種症狀。

脾俞

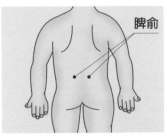

位置找尋　位於背部，第11胸椎棘突下，向兩旁測量1.5寸，左右各一穴。

操作方式　揉法：以食指、中指指端或兩拇指指腹按揉50～100次。

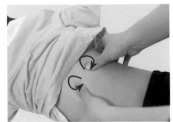

功能說明　1 主治厭食、腹脹、嘔吐、腹瀉、便血、黃疸、水腫等。

2 能健脾胃，助運化，祛水濕。

胃俞

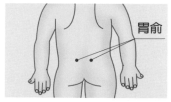

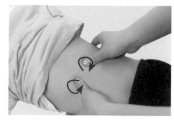

位置找尋　位於背部，第12胸椎棘突下，向兩旁測量1.5
　　　　　　寸，左右各一穴。

操作方式　**揉法**：以食指、中指指端或兩拇指指腹按揉
　　　　　　50～100次。

功能說明　**1** 主治胃腸疾患、胸脅痛（胸部及側胸痛）、
　　　　　　　腹脹、嘔吐、腸鳴、消化不良等。
　　　　　　2 能健脾和胃。

腎俞

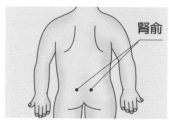

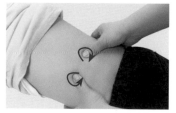

位置找尋　位於腰部，第2腰椎棘突下，向兩旁測量1.5
　　　　　　寸，左右各一穴。

操作方式　**揉法**：以食指、中指指端或兩拇指指腹按揉
　　　　　　50～100次。

功能說明　**1** 腎俞是腎在背之俞穴，內應腎臟，是腎氣轉
　　　　　　　輸、輸注之所。腎為先天之本，精氣出入的
　　　　　　　源泉，腎氣充足則人的精力充沛，新陳代謝
　　　　　　　旺盛。
　　　　　　2 能溫通元陽、腦聰目明。

大腸俞

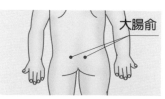

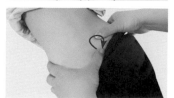

位置找尋　位於腰部，第4腰椎棘突下，向兩旁測量1.5
　　　　　　寸，左右各一穴。

操作方式　**揉法**：以食指、中指指端或兩拇指指腹按揉
　　　　　　50～100次。

功能說明　**1** 主治腹痛、腹脹、腸鳴、腹瀉、便秘。
　　　　　　2 能通便、止痛。

七節骨

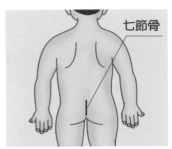

位置找尋 位於從命門至尾椎骨端（長強穴）所成的一直線。

操作方式 推法：將拇指、食指由上而下（或由下而上）
直推，操作100～500次。

功能說明
1 主治泄瀉、便秘、脫肛等。
2 推上七節骨能溫陽止瀉，多用於治療虛寒腹
瀉、久痢等症。
3 將推上七節骨與按揉百會、揉關元合併使
用，可治療氣虛下陷的脫肛、遺尿等。
4 推下七節骨能瀉熱通便，用於治療腸熱便
秘、痢疾等。

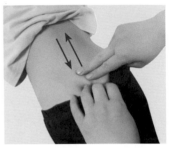

龜尾

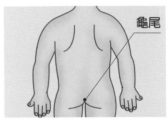

位置找尋 位於尾椎骨端（相當於長強穴）。

操作方式 揉法：用指腹揉，操作100～200次。

功能說明
1 主治泄瀉、便秘、脫肛、遺尿等。
2 揉龜尾有通調督脈之氣、調理大腸的功能。
3 將揉龜尾、揉肚臍，與推上七節骨合併使
用，可治療腹瀉便秘。「龜尾七節，摩腹揉
臍」是幼兒腹瀉之通法。

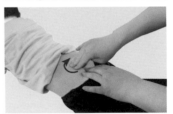

上肢部

三關

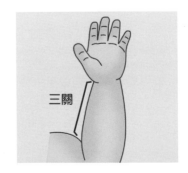

位置找尋 位於前臂橈側，從陽池到曲池所成的一直線，
左右各一處。

操作方式 推法1：用拇指橈側面或食指、中指指面自手腕
推向手肘，稱推三關，或稱推上三關，
操作100～300次。

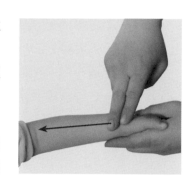

推法2：屈幼兒拇指，自拇指橈側推向肘，稱大
推三關，操作100～300次。

功能說明　1 主治氣血虛弱、病後體弱、陽虛肢冷、腹
　　　　　　痛、腹瀉、疹出不透及感冒風寒等一切虛、
　　　　　　寒病症。

　　　　　2 推三關性溫熱，能益氣行血、溫陽散寒、發
　　　　　　汗解表，主治一切虛寒病症，可將推此穴與
　　　　　　補脾經、補腎經、揉丹田、摩腹、捏脊等合
　　　　　　併使用。

　　　　　3 用於治療感冒風寒、怕冷無汗或疹出不透
　　　　　　等，可將推此穴與清肺經、招揉二扇門等合
　　　　　　併使用。

天河水

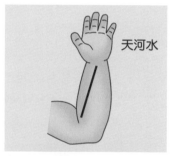

天河水

位置找尋　位於前臂正中間，從總筋到曲澤所成的一直
　　　　　線，左右各一處。

操作方式　推法：用食指、中指二指指腹從手腕推向手
　　　　　　　　肘，稱推天河水或清天河水，操作100～
　　　　　　　　300次。

　　　　　打法：用食指、中指二指沾水從總筋處（手腕
　　　　　　　　掌側橫紋中點）一起一落彈打如彈琴
　　　　　　　　狀，一直到洪池，同時一面用口吹氣隨
　　　　　　　　之，稱打馬過天河，操作100～300次。

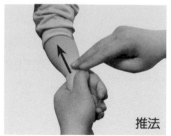

推法

功能說明　1 清天河水性微涼、較平和，能清熱解表、瀉
　　　　　　火除煩，可用於一切熱證。

　　　　　2 用於治療外感發燒，可與清肺經、推攢竹、
　　　　　　推坎宮、揉太陽等合併使用。

　　　　　3 用於治療內熱，可與清心經、清肝經、揉湧
　　　　　　泉等合併使用。

4 打馬過天河清熱的功效大於清天河水，多用
於實熱、高熱（高燒）等症。

5 清天河水、推攢竹、推坎宮、揉太陽，都可
以治療感冒發燒、頭痛、惡風、汗微出、咽
痛等外感熱症。

六腑

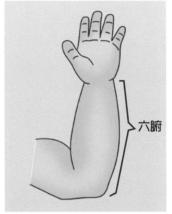

位置找尋 位於前臂尺側，從陰池至手肘所成的一直線，
左右各一處。

操作方式 推法：用拇指或食指、中指指面自手肘推向手
腕，稱推（退）六腑，或退下六腑，操
作100～300次。

功能說明 1 退六腑性寒涼，可用於治療一切實熱病症，
可將推此穴與清肺經、清心經、清肝經、推
脊等合併使用。

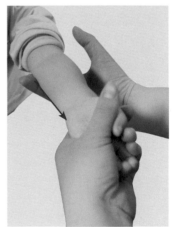

2 本法與推三關為大涼大熱之法，可單用亦可
合併使用。若幼兒氣虛體弱，畏寒怕冷，可
單用推三關；如高熱煩渴，可單用退六腑。
而兩穴合併使用能平衡陰陽，防止大涼大
熱，傷其正氣。如寒熱夾雜，以熱為主，則
可退六腑與推三關，之比為3：1；若以寒為
重，則可推三關與退六腑，之比為3：1。

3 主治一切實熱病證、高熱、煩渴、驚風、口
腔念珠菌病、木舌（舌體腫脹僵硬）、重舌
（舌下腫脹突起）、咽痛、腮腺炎和大便秘
結等。

4 退六腑性寒涼，能清熱、涼血、解毒，用於
治療溫病邪入營血、臟腑鬱熱積滯、高熱煩
渴、腮腺炎及腫毒等實熱證均可應用。

內關

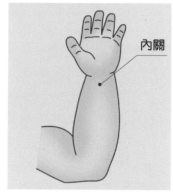

| 位置找尋 | 位於小臂掌側，腕橫紋直上2寸，掌長肌腱與橈側腕屈肌腱之間，左右各一穴。 |

操作方式　揉法：用指端揉，操作100～300次。

功能說明　1 內關是心包經的絡穴，自古就是中醫用來治療心臟疾病的核心用穴，幾乎所有與心臟異常有關的症狀均可使用，如風濕性心臟病、冠心病、心絞痛、心律失常等，尤其對預防心肌梗塞發作具有最突出的效果。

　　　　　　2 用於治療嘔吐、胃痛、打嗝、中風、哮喘等。也是治療暈車、暈船最常用的穴位。

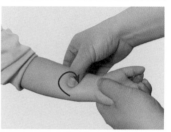

內勞宮

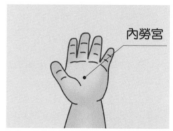

位置找尋　位於手掌心，第2、3掌骨之間偏於第3掌骨，握拳屈指時中指尖處，左右各一穴。

操作方式　揉法：以指揉，操作100～300次。

功能說明　1 主治發燒、煩渴、目瘡、牙齦潰瘍、虛煩內熱等。

　　　　　　2 揉內勞宮能清熱除煩，用於心經由熱而導致的口舌生瘡、發燒、煩渴等症。可將揉此穴與清心經、清天河水等合併使用。

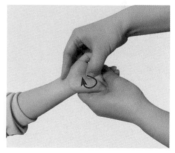

　　　　　　3 運內勞宮、運掌小橫紋、揉小天心，是運內勞宮的複合手法，能清虛熱，對心腎兩經有熱最宜。

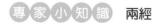

專 家 小 知 識　**兩經**

「兩經」指的是中醫12經絡中的「心經」和「腎經」，這兩處有熱對身體最適合。同時，因為內勞宮穴的功效主要為瀉心火，所以若心經有熱，便可以用內勞宮穴來瀉心火。此外，由於心經與腎經會交錯互通，所以瀉心經之熱也同樣能夠瀉腎經之熱。

內八卦

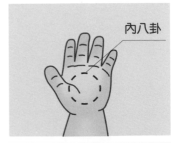

位置找尋 位於手掌掌面,以掌心(勞宮)為圓心,圓心至中指根橫紋內2/3和外1/3交界點為半徑,畫一圓即是,左右各一處。

操作方式 運法:用拇指或食指、中指以順時針方向掐運,操作100～300次。

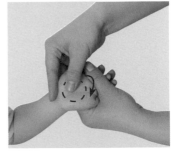

功能說明 1 主治咳嗽痰喘、胸悶食慾不振、腹脹嘔吐等。

2 運內八卦能寬胸利膈(開鬱順氣,消食除脹)、理氣化痰、行滯消食(幫助消化),可將此方法與推脾經、推肺經、揉中脘、按揉足三里等合併使用。

3 多用於治療消化不良,腹脹食慾不振等症。

板門

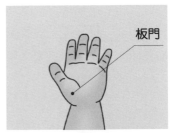

位置找尋 位於手掌拇指本節後,魚際肉處,左右各一穴。

操作方式 揉法:用指揉,操作100～300次。

推法:用推法自指根推向腕橫紋,或從板門推向橫紋處,操作100～300次。

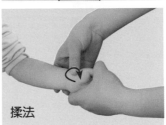

揉法

功能說明 1 主治食積、腹脹、食慾缺乏、嘔吐、腹瀉、氣喘、噯氣等。

2 揉板門能健脾和胃,可與補脾經、揉中脘、揉脾俞等合併使用。

3 板門推向腕橫紋能止瀉,腕橫紋推向板門能止嘔吐。

大腸（大腸經、指三關）

位置找尋 位於食指橈側緣，從食指指尖至虎口所成的一直線，左右各一處。

操作方式 推法：由食指指端直推向虎口為補，稱補大腸，操作100～300次。反之為清，稱清大腸，操作100～300次。此外，補大腸和清大腸統稱為推大腸。

功能說明 1 補大腸能澀腸固脫（收澀止瀉）、溫中止瀉，可將此方法與揉丹田、揉外勞宮、推三關等合併使用。

2 清大腸能清利腸腑（清除腸道）、除濕熱、導積滯，可將此方法與退六腑、摩腹等合併使用。

3 多用於對應濕熱、積食滯留腸道、身熱腹痛、痢下赤白（大便膿血）、大便秘結等症。主要用於治療腹瀉、脫肛、痢疾、便秘。

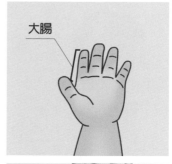

大腸

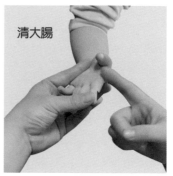

清大腸

四橫紋

位置找尋 位於手掌掌面，食指、中指、無名指、小指第1指間關節橫紋處，左右各一處。

操作方式 推法：將幼兒四指併攏，從食指橫紋推向小指橫紋，操作100～300次。

掐法：用拇指分別掐食指、中指、無名指、小指近節指間橫紋，稱掐四橫紋，掐5次。

功能說明 1 掐此穴能退熱除煩、散瘀結，推之調中行氣、和氣血，消脹滿。臨床上多用於治療疳積、腹脹、氣血不和、消化不良等。

2 推四橫紋多用於治療消化不良、疳積，可與補脾經、揉中脘等合併使用，掐四橫紋也有同樣效果。

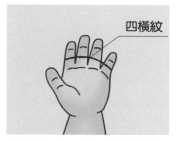

四橫紋

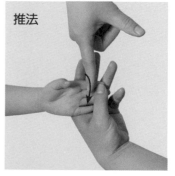

推法

圖解 嬰幼兒撫觸捏脊按摩法

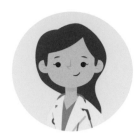

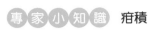 疳積

指因餵養不當造成脾胃功能受損的現象。

胃經

位置找尋 位於拇指指根從腕橫紋至拇指指根橫紋，大魚
際肌的外側緣，左右各一處。

操作方式 推法1：向指根方向直推為清，稱清胃經，
100～300次。

推法2：旋推為補，稱補胃經，100～300次。
此外，補胃經和清胃經統稱推胃經。

功能說明 1 主治嘔呃（嘔吐打嗝）噯氣、煩渴善饑、食
慾缺乏、吐血、流鼻血等。

2 若用於治療大便乾硬、脘腹脹滿、發燒煩
渴、便秘食慾不振，推此穴多與清大腸、退
六腑、揉天樞、推下七節骨等合併使用。

3 清胃經能清中焦濕熱（清除腸胃的雜質）、和胃
降逆、瀉胃火、除煩止渴。推此穴多與清脾經、
推天柱骨、橫紋推向板門等合併使用。

4 補胃經能健脾和胃、助運化，臨床上推此穴
常與補脾經、揉中脘、摩腹、按揉足三里等
合併使用，能治療脾胃虛弱、消化不良、食
慾不振腹脹等症。

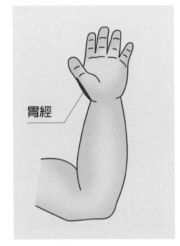

胃經

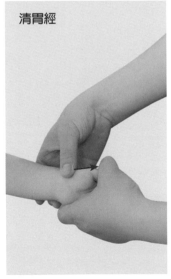

清胃經

脾經

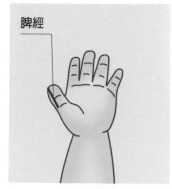

脾經

位置找尋　位於拇指橈側緣赤白肉際處，左右各一處。

操作方式　推法1：將幼兒拇指屈曲，循拇指橈側邊緣由遠
　　　　　　　　　端向掌根方向直推為補，稱補脾經，操
　　　　　　　　　作100～500次。

　　　　　　　推法2：將拇指伸直，由指根向指尖方向直推為
　　　　　　　　　清，稱清脾經，操作100～500次。

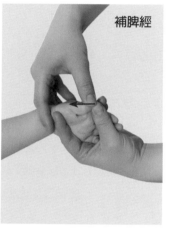

補脾經

功能說明　1 具有健脾胃、補氣血、清熱利濕、化痰止
　　　　　　　嘔、透疹的功能。主要用於治療消化不良、
　　　　　　　泄瀉、嘔吐、疳積、黃疸、蕁麻疹、痢疾、
　　　　　　　厭食之症狀。

　　　　　　2 脾經能健脾胃、補氣血。用於治療食慾缺
　　　　　　　乏、消化不良，可與揉中脘、揉脾俞、按揉
　　　　　　　足三里等合併使用。

　　　　　　3 清脾經能清熱利濕，可與清天河水、清大腸
　　　　　　　等合併使用。

　　　　　　4 兒童脾胃薄弱不宜清熱過多高熱神昏，在一
　　　　　　　般情況下，脾經多用補法；僅只有體壯邪實
　　　　　　　者方能用清法，或清後加補。

肝經

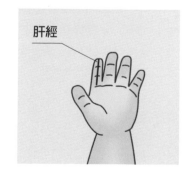

肝經

位置找尋　位於食指掌面，從指尖至指根成一直線，左右
　　　　　　　各一處。

操作方式　推法1：將食指伸直，由指根向指尖方向直推為
　　　　　　　　　清，稱清肝經，操作100～500次。

　　　　　　　推法2：旋推為補，稱補肝經，操作100～500次。
　　　　　　　　　此外，清肝經、補肝經統稱為推肝經。

功能說明 1 主治煩躁不安、驚風、五心煩熱（兩側手心、
腳心及胸口發熱）、目赤、口苦咽乾等。

2 清肝經能平肝瀉火、息風鎮驚、解鬱除煩，
可與清天河水、推湧泉等合併使用。

3 肝經宜清而不宜補，若肝虛應補，則需補後
加清，或以補腎經代之，稱為滋腎養肝法。

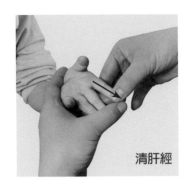

清肝經

心經

位置找尋 位於中指掌面，從指尖至指根成一直線，左右
各一處。

操作方式 推法1：將中指伸直，由指根向指尖方向直推為
清，稱清心經，操作100～500次。

推法2：旋推為補，稱補心經，次數100～500次。
此外，清心經、補心經統稱為推心經。

功能說明 1 主治高熱神昏（高燒意識不清）、五心煩
熱、口舌生瘡、小便赤澀（茶色尿）、心血
不足、驚惕不安等。

2 清心經能清熱退心火，可與清天河水、清小
腸等合併使用。

3 本穴宜清不宜補，對於治療心煩不安、睡臥
露睛等症狀而需用補法時，可補後加清，或
以補腎經代之。

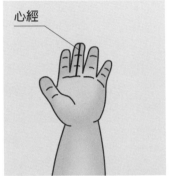

心經

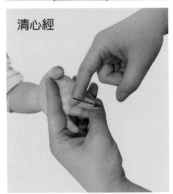

清心經

肺經

位置找尋 位於無名指掌面，自指尖至指根成一直線，左
右各一處。

操作方式 推法1：由指根向指尖方向直推為清，稱清肺
經，操作100～500次。

推法2：旋推為補，稱補肺經，操作100～500次。
此外，補肺經和清肺經統稱推肺經。

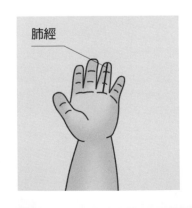

肺經

功能說明	1 主治感冒、發燒、咳嗽、胸悶、氣喘、虛汗、脫肛等症狀。
	2 補肺經能補益肺氣，可與揉肺俞等合併使用。
	3 清肺經能宣肺清熱、疏風解表、化痰止咳，可與推膻中、揉風門等合併使用。

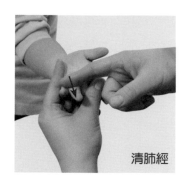

清肺經

腎頂

位置找尋	位於小指頂端，左右各一處。
操作方式	揉法：用指端揉，操作100～500次。
功能說明	1 主治盜汗、自汗、幼兒囟門應合不合。
	2 能固表止汗，收斂元氣。

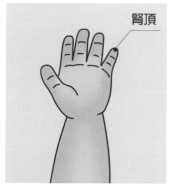

腎頂

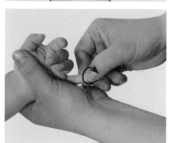

腎經

位置找尋	位於小指掌面，自指尖至指根成一直線，左右各一處。
操作方式	推法1：由指根向指尖方向直推為補，或旋推，稱補腎經，操作100～500次。
	推法2：由指尖向指根方向直推為清，稱清腎經，操作100～500次。此外，補腎經和清腎經統稱推腎經。

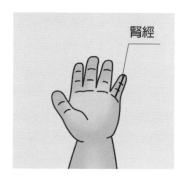

腎經

| 功能說明 | 1 主治先天不足、久病體虛、虛喘、腎虛腹瀉、遺尿、小便淋瀝刺痛等症狀。 |

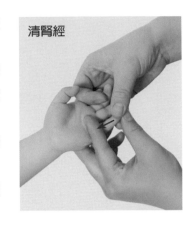

清腎經

功能說明
1 主治先天不足、久病體虛、虛喘、腎虛腹瀉、遺尿、小便淋瀝刺痛等症狀。

2 具有補腎健腦、溫養下元（溫補腎氣）、清利濕熱的作用。主要用於治療尿多、小便黃短、遺尿、體虛、虛汗、喘咳等症狀。

3 補腎經能補腎益髓，溫養下元，可與揉腎俞、揉丹田等合併使用。

4 清腎經能清利下焦濕熱，而清小腸也有相同功能。

小腸

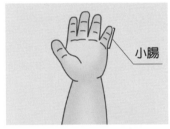

小腸

位置找尋
位於小指尺側邊緣，自指尖到指根所成的一直線，左右各一處。

操作方式
推法1：由指根向指尖方向直推為清，稱清小腸，操作100～300次。

推法2：反之為補小腸，操作100～300次。此外，清小腸和補小腸統稱為推小腸。

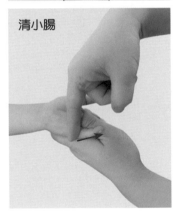

清小腸

功能說明
1 清小腸能清利下焦濕熱、泌清別濁，多用於治療小便短赤不利（小便顏色深黃且排尿困難）、尿閉、水瀉等症，可與清天河水合併使用。

2 補小腸可用於遺尿、多尿，與揉丹田、揉腎俞等合併使用。

3 心經熱證，常配合清天河水，加強清熱利尿的作用。

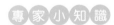

下焦濕熱：指下腹腔及骨盆腔有雜質堆積，或發炎等現象。

泌清別濁：指小腸在承受胃中飲食以後，所進行的消化和分清別濁的過程。「分清」是指小腸經由進一步消化，將飲食的營養成分在小腸吸收後，由脾轉輸到身體各部；「別濁」是指經小腸將消化後的酒糟或豆渣，移至大腸，或滲入膀胱，成為大小便排出體外。

心經熱證：為病因名稱。由於熱邪移於小腸，導致人有泌尿道感染的問題，小便時都會有灼熱或刺痛感的情況。

外勞宮

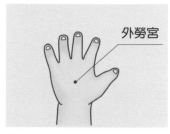

外勞宮

位置找尋 位於手背，第2、3掌骨之間，掌指關節後約0.5寸處，左右各一穴。

操作方式 揉法：用指腹揉，操作100～300次。

　　　　　掐法：用指端掐，操作3～5次。

功能說明 1 主治風寒感冒、腹痛腹瀉、脫肛、遺尿等症狀。

　　　　　2 本穴性溫，為溫陽散寒、升陽舉陷佳穴，兼能發汗解表。

　　　　　3 可與補脾經、補腎經、推三關、揉丹田等合併使用，用於治療脫肛、遺尿等症狀。

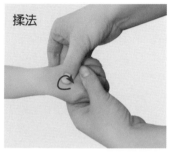

揉法

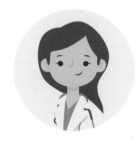

專 家 小 知 識　**升陽舉陷佳穴，兼能發汗解表**

意指這個穴位是對於提升陽氣很好的穴位，而且對於排解感冒也有幫助。

二扇門

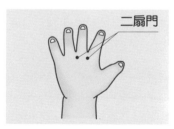

二扇門

位置找尋 位於手掌背部，中指掌指關節兩側凹陷處，左右各一穴。

操作方式 揉法：用食指、中指二指按揉，操作100～300次。

　　　　　掐法：用拇指指端掐，操作3～5次。

功能說明 1 揉、掐二扇門能發汗透表、退熱平喘，是發汗效穴。若遇幼兒高熱無汗，按揉1～2分鐘，就能看到汗排出。

　　　　　2 對容易感冒生病的幼兒可先固表（用補脾經、補腎經等方法）而後再用揉、掐二扇門使幼兒發汗。

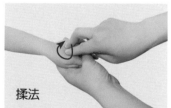

揉法

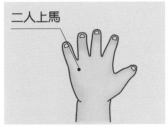

二人上馬（上馬、二馬）

位置找尋　位於手掌背部，無名指與小指掌骨之間的凹陷中，左右各一處。

操作方式　揉法：用拇指指腹揉，操作100～500次。

　　　　　　掐法：用拇指指端掐，操作3～5次。

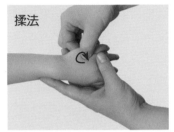

功能說明　1 主治虛熱喘咳、小便顏色深、次數多且尿量少等症狀。

　　　　　　2 本法為滋陰補腎的重要方法，可與揉肺俞、補腎經等合併使用。

　　　　　　3 對肺部感染的幼兒，並且呼吸時會有一些囉音（爆裂音），可以與推小橫紋合併使用，而推小橫紋為，在手掌內側與手指的交界處，由食指方向往小指方向推過去。

下肢部

足三里

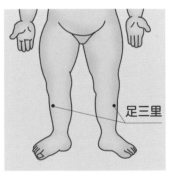

位置找尋　位於小腿前外側，外膝眼（犢鼻）下3寸，脛骨前緣外側約一橫指處，左右各一穴。

操作方式　揉法：以指端按揉，操作50～100次。

功能說明　1 主治腹脹、腹痛、泄瀉、嘔吐及下肢痿、痹等症狀。

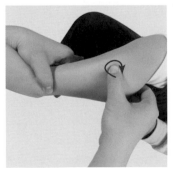

　　　　　　2 本穴為足陽明胃經合穴，能健脾和胃、調中理氣、導滯通絡，是治療消化系統疾病的主穴，具有健脾消食、強身壯體的功能。主要用於治療腹痛、腹脹、嘔吐、泄瀉、食慾缺乏、便秘、痰喘、疳積等症狀。

　　　　　　3 用於治療腹脹、腹痛，可將揉此穴與摩腹、揉脾俞合併使用。

　　　　　　4 用於治療嘔吐，可將揉此穴與推天柱骨、分推腹陰陽合併使用。

5 用於治療脾虛腹瀉，可將揉此穴與推上七節
　 骨、補大腸合併使用。

6 將揉此穴與捏脊、摩腹合併使用，可作為兒
　 童保健常規手法。

湧泉

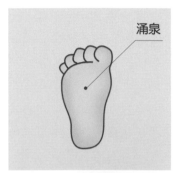

湧泉

位置找尋　位於腳底，第2、3趾趾縫紋頭端與腳跟連線的
　　　　　　 前1/3處，即腳底彎曲時，腳心前1/3的凹陷中，
　　　　　　 左右各一穴。

操作方式　推法：以拇指從湧泉向腳趾方向直推，操作
　　　　　　　　　　 50～100次。

　　　　　　 揉法：以指端揉，操作50～100次。

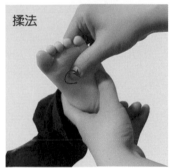

揉法

功能說明　1 主治發燒、五心煩熱、嘔吐、腹瀉等症狀。
　　　　　　　 同時，左揉可止吐，右揉能止瀉。

　　　　　　 2 推湧泉能引火歸元、退虛熱。主要用於治療
　　　　　　　 五心煩熱、煩躁不安等症狀，可與揉上馬、
　　　　　　　 運內勞宮等合併使用。

　　　　　　 3 用於治療退實熱，可與推脊、退下六腑、清
　　　　　　　 天河水等合併使用。

其他穴位

阿是（天應）

位置找尋　多位於病變附近，也可在與其距離較遠的部位，即「有痛便是它」。

操作方式　揉法：用指端揉，操作100～500次。

功能說明　此穴是治病的最佳刺激點，同時也是疾病反應點，在臨床上被廣泛應用於診斷
　　　　　　 和治療。

專家小知識　阿是（天應）

「阿是」即中醫的「阿是穴」，就是指疼痛或不舒服的地方。若大力按疼痛的地方，被按者就會
喊：「阿！就是這裡！」，故泛指疼痛或酸痛的地方稱阿是穴。

各部位的正確操作法

　　進行撫觸捏脊時，通常按照由上而下、由前而後的順序進行操作，即先從頭面→胸腹→上肢→下肢正面→腰背→下肢後面。同時，需根據幼兒具體情況而定，先重點、後一般，或先主穴、後配穴，以靈活掌握為度。另外，按摩手部穴位，不論男女，均用左手。強刺激手法除急救外，一般放在最後操作。

頭面部順序：從中間向兩側

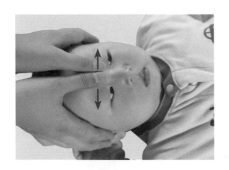

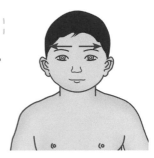

上部操作關鍵

以額頭為中心，輕柔向外平推。

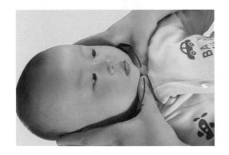

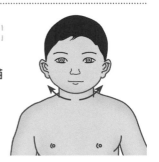

下部操作關鍵

以下巴處為中心，沿著臉的輪廓往外推壓，至耳垂處停止。

胸腹部順序：左右交替

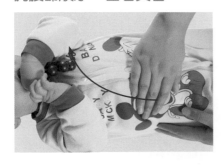

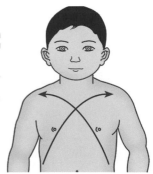

操作關鍵

從肋骨緣起，先由右手向上滑向幼兒左肩，再換左手上滑到幼兒右肩。

上肢順序：由上而下

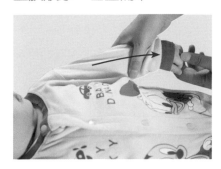

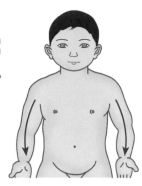

> **操作關鍵**
>
> 注意方向要從幼兒上臂到手腕。

下肢順序：由上而下

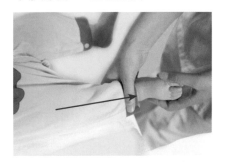

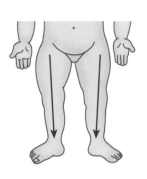

> **腿部操作關鍵**
>
> 注意方向要從大腿處一直捏壓至腳踝。

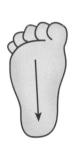

> **腳部操作關鍵**
>
> 注意方向要從腳尖撫摸到腳跟。

腰背順序：從中間向兩側，由下而上

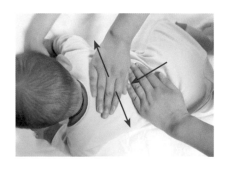

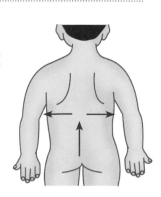

> **操作關鍵**
>
> 注意方向要由中央向兩側輕輕撫摸，捏脊時從尾椎向上進行。

中醫背部捏脊法

　　捏脊是常用的中醫幼兒按摩法，方法是大人兩手沿著脊柱兩旁，由下而上連續地挾提肌膚，邊捏邊向前推進，自尾骶部開始，一直捏到項枕部為止。

手法一　　拇指在後，另三指在前

捏脊時，拇指在後，另外三指在前。兩手的拇指指腹與食指、中指、無名指三指的指腹對應用力，捏住幼兒脊柱兩側肌肉，三指向後捻動，拇指向前推動，每捏一次，向上推移一點。可從尾骶骨處開始，和緩地向上推移，至項枕部為止。

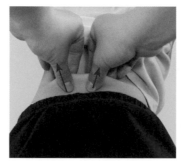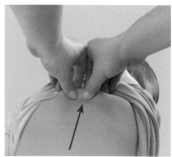

手法二　　拇指在前，食指在後

手握空拳，將拇指指腹與屈曲的食指橈側部相對，挾持肌膚。拇指在前、食指在後、拇指向後捻動，食指向前推動，每捏一次，向上推移一點。從尾骶骨處開始，逐漸向項枕部推移。

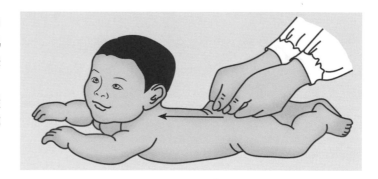

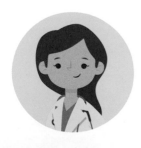

專家小提醒

1 應沿直線捏，不要歪斜、扭捏。捏拿肌膚鬆緊要適宜。
2 應避免肌膚從手指間滑脫。
3 每向前捏捻三下，用力向上提一下，至大椎為止，然後以食指、中指、無名指指端沿著脊柱兩側向下梳抹；每提捻一遍隨後梳抹一遍。

專家講堂──常見Q&A

Q 幼兒多大能開始撫觸和捏脊，及其他兒童按摩？

幼兒在出生後臍帶乾燥了就可以開始進行撫觸，可以持續到1歲。捏脊、兒童按摩一般從1個月之後就可以進行了，可以一直持續到孩子6歲，特別適合3歲以下的嬰幼兒。

Q 幼兒生病了，還能操作嗎？

如果幼兒生病了，還是可以做撫觸和兒童按摩，越是生病的幼兒，越是需要得到大人的愛護。只是要根據幼兒的生病情況進行，大人要記得，哪怕只是簡單地握住他們的手，都對幼兒的身心有著極大的安撫作用。

Q 給幼兒進行撫觸、捏脊，一定要用嬰兒油嗎？

用撫觸油或者按摩油，不僅溫和滑潤而且有利於幼兒肌膚。但並不局限於只用這一介質，詳見P12。對症使用不同的介質，對幫助幼兒恢復健康很有幫助。

Q 幼兒睡覺不踏實，撫觸有用嗎？

當幼兒哭鬧不安，不願入睡時，大人一般可能會採取搖擺的方式。但你是否發現，當停止搖擺時，處於昏昏欲睡中的幼兒會醒來，而哭鬧的情況有增加的趨勢。一項研究顯示：如果保持在幼兒睡前對他們進行撫觸，幼兒就較容易安然入睡，哭鬧較少。撫觸的方法詳見P50。

Q 新手爸媽在給幼兒進行撫觸、捏脊時有哪些注意事項？

1 父母們在使用本書時，可以先學習Part2的內容，瞭解幼兒撫觸與捏脊的基本手法，再學習Part3的兒童祛病按摩方法。

2 需要提醒的是，無論是撫觸還是捏脊，都要讓幼兒先充分休息好之後再操作。不可以在太飽或者太餓的情況下進行，最好是在幼兒餐後的半小時後。

3 剛開始進行時，動作要輕柔，然後再慢慢地加一些力度，讓幼兒有個適應的過程。具體的手法說明詳見P50。

4 大人可以根據幼兒的實際情況實行撫觸操的步驟挑選，不一定要全部做完。

5 操作時，一定要注意幼兒的情緒，不要勉強幼兒。

6 要格外注意的是，如果幼兒有濕疹或其他皮膚問題，一定要遵醫囑，儘量減少對皮膚的刺激。

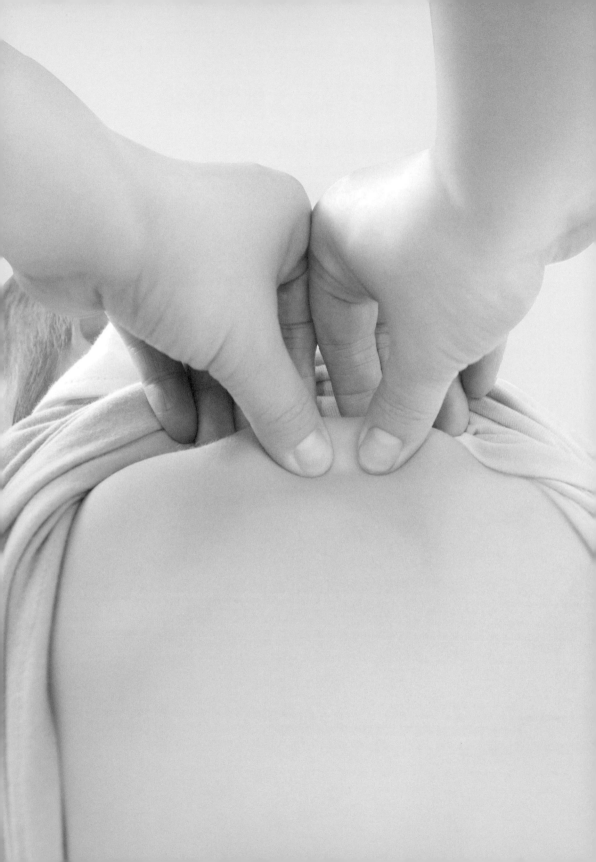

Part ②

3分鐘撫觸與捏脊，
給幼兒最需要的護理

　　幼兒撫觸與捏脊，應以保健為中心，這也是所謂的「治未病」。撫觸與捏脊，操作手法簡單、效果好，且無副作用，是幼兒日常保健的好方法。

3分鐘綜合撫觸+捏脊操

功能說明

☑ 促進幼兒生長發育，使幼兒更聰敏。

☑ 刺激幼兒免疫系統的完善，提高抗病能力，使幼兒更健康。

☑ 促進食物消化吸收，增加腸蠕動，增加體重。

☑ 促進幼兒睡眠節律建立，舒緩情緒，減少哭鬧。

☑ 促進感情交流，通過皮膚感受，傳遞親吻和擁抱。

準備作業

1 幼兒飯前飯後1小時，睡飽、精神好，且排空大小便。

2 房間要溫暖，不要有對流風，室內溫度保持在24～27℃。

3 播放一首固定音樂，有助於情緒放鬆。

4 大人應先洗淨手、剪好指甲，再去除首飾，讓手保持溫暖。

注意事項

1 可以根據需要，把幼兒包起來。操作撫觸捏脊時，先做面部、頭部，然後做手臂、胸、肚子、腿。進行時要蓋住不做的部位，做哪個部位，露哪個部位，做完立即蓋上，以免幼兒感冒。

2 幼兒哭鬧時不可強行操作撫觸捏脊。

3 可以使用撫觸油，注意先把油滴在手中搓勻，不可直接滴在幼兒身上。

頭面部運動

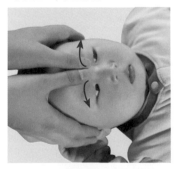 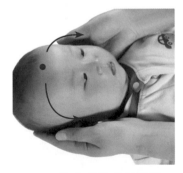 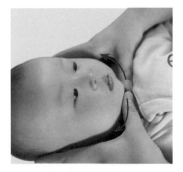

Step 1 將雙手拇指從前額中心處往外推壓，滑向兩側太陽穴，滑出微笑狀，注意別碰到幼兒眼睛。

Step 2 將兩手從前額髮際按摩到耳後，注意避開前囟門，滑到耳垂下方，在耳垂後面停一下。

Step 3 同樣用雙手拇指往外推壓下巴，滑出微笑狀。

胸腹部運動

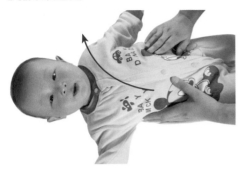 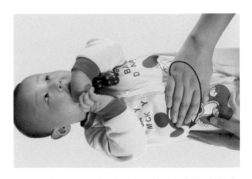

Step 1 將兩手分別從肋骨邊緣的下段滑向對側的肩部，避開乳頭。

Step 2 以順時針方向，將右手從幼兒左下腹按摩到右下腹。

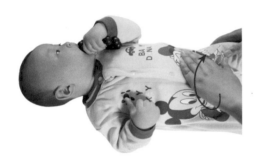

Step 3 將左手從幼兒的右下腹按摩到左下腹。

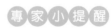

在臍帶未脫落前，不要按摩胸腹部喔！

上肢運動

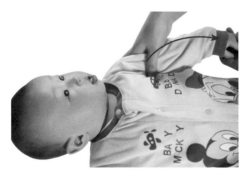 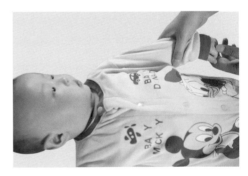

Step 1 用一隻手捏住幼兒的手臂，從上臂到手腕輕輕擠捏。

Step 2 將手指按摩手腕，搓滾小手，雙手夾住手臂上下搓滾。

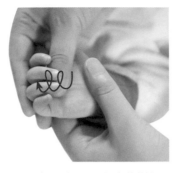

Step 3 將兩拇指在手掌內以麥穗狀搓揉。

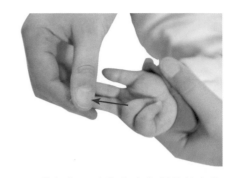

Step 4 將拇指、食指和中指捏住幼兒的手指，從指根滑向指尖，每個手指順一遍。

下肢

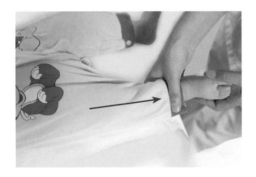

Step 1 將兩手從大腿根往下捏到腳踝，捏3遍。

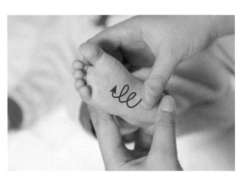

Step 2 將手從腳底、腳後跟到前腳掌如搓麥穗狀，手不要離開腳底，輕輕滑動。

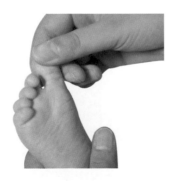

Step 3 最後每個腳趾輕輕捏一下。

背部運動

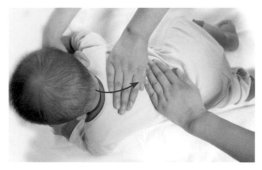 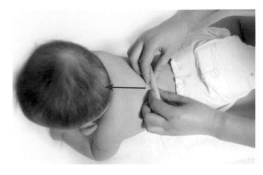

Ste p1 讓幼兒的肩膀不離床翻身俯臥，頭偏向一側，兩臂向上，雙手平放幼兒背部，從項部向下按摩。

Step 2 將兩手從脊柱中心從下往上，捏脊3遍。

專 家 小 提 醒　**在實際操作中，可以用這套順口溜，增添趣味**

頭面部：寶寶眉毛彎彎，寶寶眼睛大大，寶寶頭兒圓圓大大。

胸腹部：寶寶、寶寶我愛你。

上　肢：寶寶強、寶寶壯，寶寶的身體你最棒。捏捏小胖手，鬆鬆小手背。

下　肢：大牛不吃草、二牛不吃料、三牛不拉車、四牛不上套，還有一個小五牛，你要不要。

背　部：一下、兩下真舒服。

0～6個月幼兒綜合被動操

功能說明

☑ 可以促進幼兒全身體格、神經系統發育。

☑ 可以促進幼兒血液循環、增強呼吸功能，促進新陳代謝。

☑ 可使幼兒排便暢通、食慾增強，情緒愉快。

準備作業

1 宜於幼兒飯前飯後1小時，睡飽、精神好，且排空大小便時進行。

2 房間要溫暖，不要有對流風，室內溫度保持在24～27℃。

3 播放一首固定音樂，有助於情緒放鬆。

4 大人應洗淨手、剪好指甲、去除首飾，讓手保持溫暖。

注意事項

1 需根據月齡和體質，循序漸進，每天可做1～2次。

2 需在睡醒或洗完澡時，幼兒心情愉快的狀態下進行。

3 做時少穿些衣服，所著衣服要寬鬆、質地柔軟，使幼兒全身肌肉放鬆。

4 操作時動作要輕柔而有節律，可配上音樂。

擴胸運動

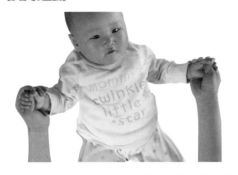

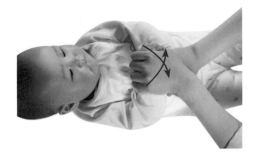

Step 1 讓幼兒仰臥。大人分別用掌心握
住幼兒的手背,把拇指放在幼兒
手掌內,讓幼兒握拳;兩手左右
分開,向外平展,掌心向上。

Step 2 大人將幼兒兩手放於胸前交叉,
再分開,重複2個八拍。

屈肘運動

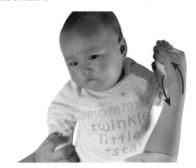

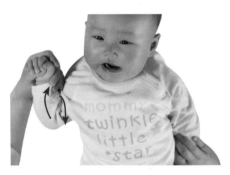

Step 1 大人握著幼兒的手,向上彎曲左
臂肘關節;再將手還原至體側。

Step 2 向上彎曲右臂肘關節並還原,重
複2個八拍。

肩關節運動

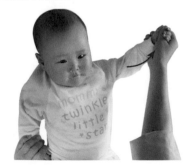

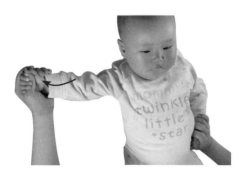

Step 1 大人握住幼兒左手,由內向外做
圓形的旋轉肩關節,重複四拍。

Step 2 握住幼兒右手,做同樣的動作,
重複四拍。

上肢運動

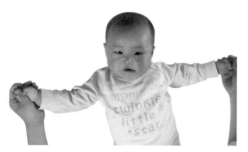

Step 1 大人兩手將幼兒雙手左右分開，
向外平展。

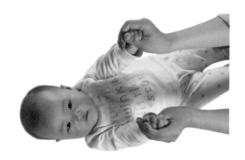

Step 2 大人兩手將幼兒雙手向前平舉，
兩掌心相對，距離與肩同寬。

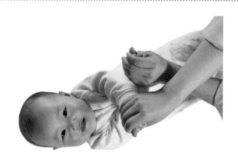

Step 3 大人兩手在幼兒胸前交叉。

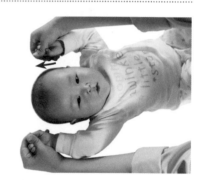

Step 4 大人兩手向上，帶動幼兒雙手舉
過頭，掌心向上，注意動作要輕
柔，還原並重複2個八拍。

踝關節運動

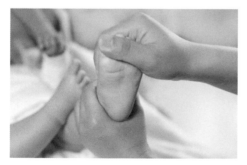

Step 1 讓幼兒仰臥，大人左手握住幼兒的
左踝部，右手握住幼兒左腳前掌；
將幼兒腳尖向上，屈曲踝關節；再
將腳尖向下，伸展踝關節。

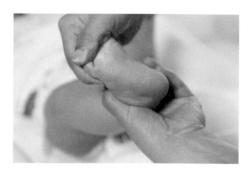

Step 2 換右腳做相同動作，重複2個八拍。

下肢伸屈運動

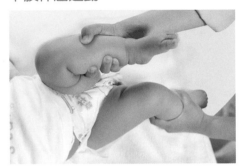

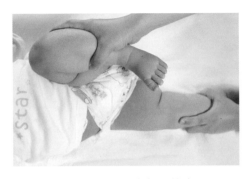

Step 1 讓幼兒仰臥，兩腿伸直，大人雙手握住幼兒兩小腿，交替伸展膝關節，做踏車樣動作。

Step 2 將左腿屈縮到腹部，伸直。

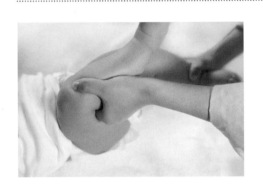

Step 3 將右腿屈縮到腹部、伸直。重複2個八拍。

舉腿運動

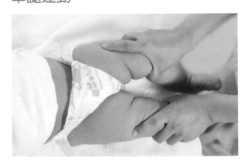

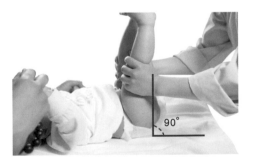

Step 1 將兩條下肢伸直放平，大人兩手掌向下，握住幼兒兩膝關節。

Step 2 將兩條下肢伸直上舉90度並還原。重複2個八拍。

翻身運動

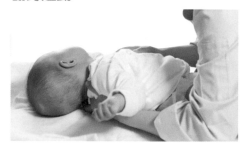

Step 1 讓幼兒仰臥，大人一手扶幼兒胸腹部，一手墊於幼兒背部。

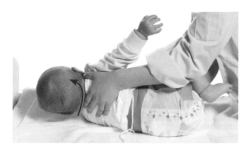

Step 2 讓幼兒從仰臥轉體為左側臥。

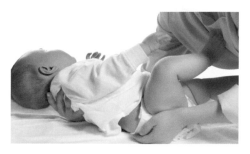

Step 3 再從左側臥轉體到仰臥。

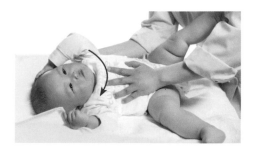

Step 4 從仰臥再轉體到右側臥，重複2個八拍。

7～12個月幼兒綜合主動操

功能說明
☑ 可活絡全身的肌肉、關節和骨骼，如上下肢、腹肌、腰肌以及脊柱等。
☑ 可為爬行、站立和行走打下運動基礎。

準備作業
1 要在幼兒飯前飯後1小時，睡飽、精神好，且排空大小便時進行。
2 房間要溫暖，不要有對流風，室內溫度保持在24～27℃。
3 播放一首固定音樂，有助於情緒放鬆。
4 大人先洗淨手、剪好指甲、去除首飾，讓手保持溫暖。

注意事項
1 適用於7～12個月的幼兒。
2 其他注意事項同「3分鐘綜合撫觸+捏脊操」和「0～6個月綜合被動操」。

起坐運動

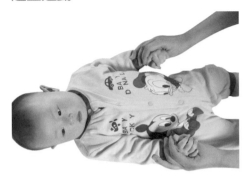

Step 1 讓幼兒仰臥,兩臂放在軀體的兩側,大人握住幼兒手腕,拇指放在幼兒手心裡,讓幼兒握拳。

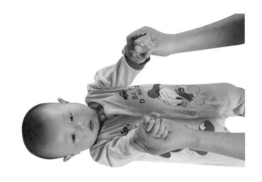

Step 2 將幼兒雙臂拉向胸前,兩手距與肩同寬。

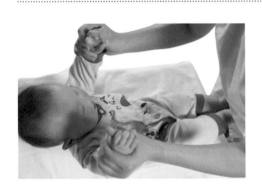

Step 3 大人握住幼兒的手腕,慢慢拉引幼兒向上、向前,但不要過於用力。讓幼兒自己使力坐起來,再還原成仰臥姿勢,重複3次。

起立運動

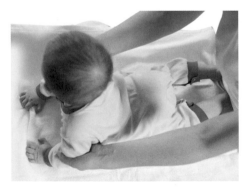

Step 1 讓幼兒俯臥,雙手支撐在胸前,大人雙手握住幼兒肘部。

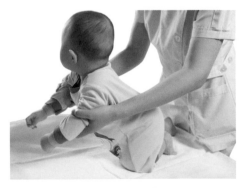

Step 2 握住幼兒肘部,讓幼兒慢慢從俯臥位變成用雙膝跪地。

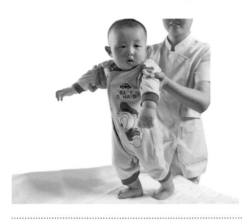

Step 3 扶幼兒站起，再雙膝跪地，還原
　　　　至俯臥姿勢，重複3次。

提腿運動

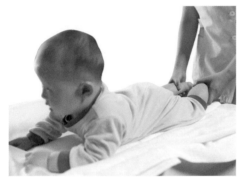

Step 1 讓幼兒俯臥，兩肘支撐身體，兩
　　　　手向前平放，大人握住幼兒的兩
　　　　小腿。

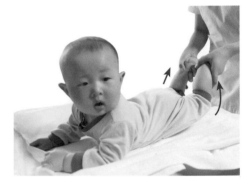

Step 2 大人輕輕向上抬起幼兒雙腿，注
　　　　意只要抬高幼兒的下肢，胸部不
　　　　要離開床面，再還原至俯臥姿
　　　　勢，重複3次。

彎腰運動

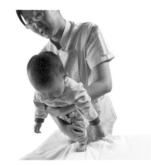

Step 1 讓幼兒背向大人站在前面，大人
　　　　一手扶住幼兒雙膝，另一手扶住
　　　　幼兒腹部，並在幼兒前方放一個
　　　　玩具。

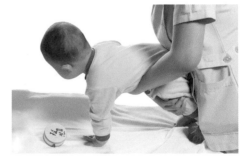

Step 2 讓幼兒彎腰前傾。

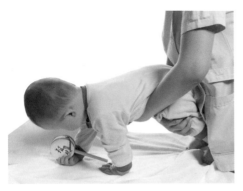

Step 3 慢慢讓幼兒撿取玩具。

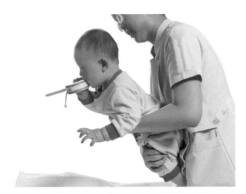

Step 4 撿取玩具後，讓幼兒還原成直立
狀態。

托腰運動

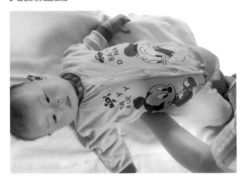

Step 1 讓幼兒仰臥，大人一隻手托住幼兒
腰部，另一隻手按住幼兒踝部。

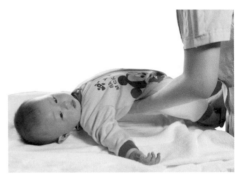

Step 2 托起幼兒腰部，使幼兒腹部挺起
成橋形，並鼓勵幼兒自己用力，
放下幼兒腰部，還原並重複3次。

游泳運動

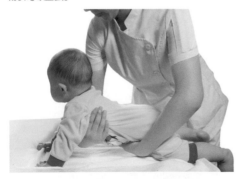

Step 1 讓幼兒俯臥，大人雙手托住幼兒
胸腹部。

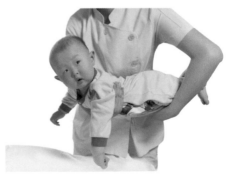

Step 2 大人將幼兒懸空、向前、向後做
來回搖擺動作，同時鼓勵幼兒活
動四肢，像游泳一樣。

跳躍動作

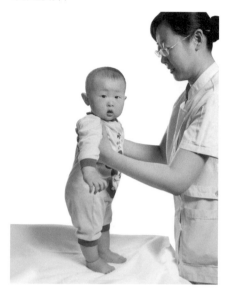

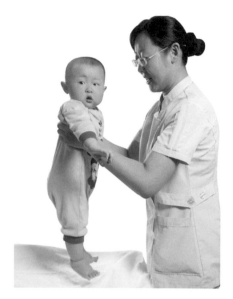

Step 1 讓幼兒面對面站在大人面前，
　　　　大人雙手扶住幼兒腋下。

Step 2 大人稍用力，將幼兒托起離開
　　　　床面，讓幼兒腳尖著地，在床
　　　　上做跳躍動作。

扶走運動

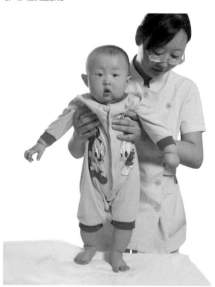

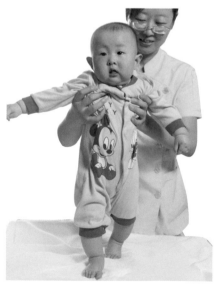

Step 1 讓幼兒站立，大人站在幼兒背
　　　　後，扶住幼兒腋下。

Step 2 扶著幼兒，讓他向前邁步走。

健脾增食慾

功能說明
☑ 通過對促進脾胃功能等穴位進行按摩,可調理脾胃。
☑ 能增強幼兒食慾,促進消化、吸收,從而使幼兒身體更健康,增強抵抗力。

準備作業
大人應當在手上塗上幼兒專用的潤膚露或者潤膚油。

注意事項
1 要循序漸進,每天可做1～2次。
2 需在幼兒心情愉快的狀態下進行。
3 幼兒哭鬧時不可強行操作。

推三關操作

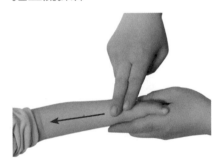

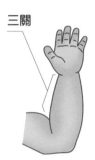

三關

Step 大人用食指、中指指面,沿著幼兒三關從手腕推向手肘,重複約2分鐘(200次)。

位置 三關位於前臂橈側,從陽池到曲池所成的一直線,左右各一處。

補脾經操作

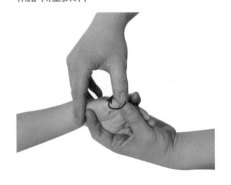

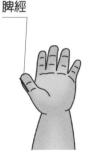

脾經

Step 大人用拇指沿著幼兒脾經,以順時針方向旋轉推動約2分鐘(200次)。

位置 脾經位於拇指橈側緣赤白肉際處,左右各一處。

運內八卦操作

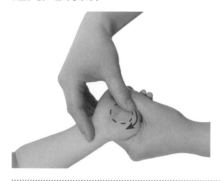

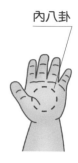

內八卦

Step　大人用拇指在幼兒手掌掌面運內八卦，以順時針方向畫圓圈推動約1分鐘（100次）。

位置　內八卦位於手掌掌面，以掌心（勞宮）為圓心，圓心至中指根橫紋內2/3和外1/3交界點為半徑，畫一圓即是，左右各一處。

推四橫紋操作

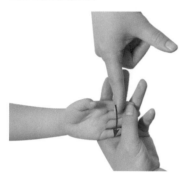

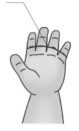

四橫紋

Step　大人用食指橫推四橫紋3～5分鐘。

位置　四橫紋位於手掌掌面，食指、中指、無名指、小指第1指間關節橫紋處，左右各一處。

揉腹操作

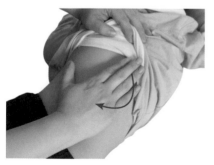

Step　讓幼兒仰臥，大人用手掌在其肚臍及周圍揉5分鐘，以幼兒腹部有溫熱感為宜。

捏脊操作

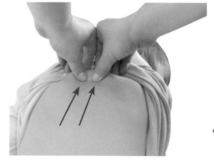

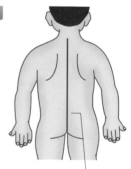

捏脊的部位

Step　讓幼兒俯臥，大人由下而上捏3～5次。

位置　捏脊處位於脊背的正中線，從尾骨部起至第7頸椎。

點按脾俞、胃俞

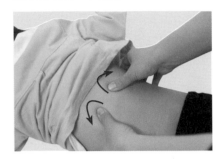

Step　讓幼兒俯臥，大人用
　　　雙手拇指依次點按脾
　　　俞、胃俞各20次。

位置　脾俞位在背部，第11
　　　胸椎棘突下，向兩旁
　　　測量1.5寸，左右各一
　　　穴；胃俞位在背部，
　　　第12胸椎棘突下，向
　　　兩旁測量1.5寸，左右
　　　各一穴。

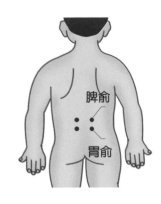

脾俞

胃俞

四季健康護理

功能說明　☑ 能防病健身、調節機體免疫力，增強抗病能力。
　　　　　☑ 可使幼兒整體、雙向地調節內臟活動，從而防治多種疾病。

準備作業　大人應當在手上塗上幼兒專用的潤膚露或者潤膚油。

注意事項　1 要循序漸進，每天可做1～2次。
　　　　　2 需在幼兒心情愉快的狀態下進行。
　　　　　3 幼兒哭鬧時不可強行操作。

按揉足三里

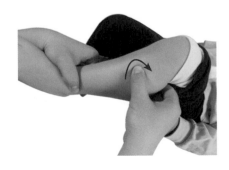

Step　大人用拇指按揉幼兒
　　　腿部足三里3分鐘。

位置　足三里位於小腿前外
　　　側，外膝眼（犢鼻）
　　　下3寸，脛骨前緣外
　　　側約一橫指處，左右
　　　各一穴。

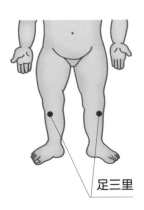

足三里

捏脊操作

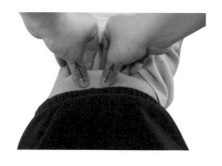

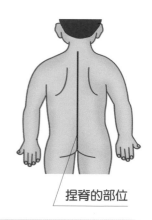

Step 讓幼兒俯臥，大人用拇指、食指由下而上捏3～5次。

位置 捏脊處位於脊背的正中線，從尾骨部起至第7頸椎。

捏脊的部位

增高益智

功能說明
- ☑ 能增強腎臟功能，滋補腎陰，補益腎陽。
- ☑ 可使幼兒強壯筋骨，促進生長、發育。

準備作業　大人應當在手上塗上幼兒專用的潤膚露或者潤膚油。

注意事項
1. 要循序漸進，每天可做1～2次。
2. 需在幼兒心情愉快的狀態下進行。
3. 幼兒哭鬧時不可強行操作。

揉二人上馬

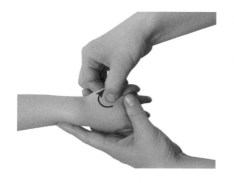

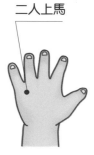

二人上馬

Step 大人用拇指按揉幼兒二人上馬約5分鐘。

位置 二人上馬位於手掌背部，無名指與小指掌骨之間的凹陷中，左右各一處。

揉腎頂

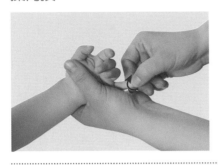

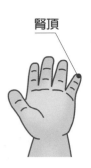

腎頂

Step 　大人用拇指按揉幼兒腎頂5
　　　分鐘。

位置 　腎頂位於小指頂端，左右各
　　　一處。

揉腎俞

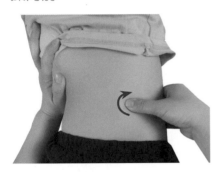

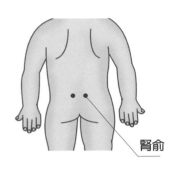

腎俞

Step 　大人用拇指按揉幼
　　　兒腎俞5分鐘。

位置 　腎俞位在腰部，第
　　　2腰椎棘突下，向
　　　兩旁測量1.5寸，
　　　左右各一穴。

調理腸胃

功能說明

☑ 通過腹部按揉，可以促進腸道功能，治療便秘、腹瀉等腸道疾病。

☑ 通過補脾經、按揉足三里等，可以達到補脾助消化，養護脾胃之目的。

☑ 配合捏脊等一整套調理腸胃操，能起到通經活絡、調和氣血、調整臟腑，
　及增強幼兒抵抗力和免疫力的作用。

準備作業

大人應當在手上塗上幼兒專用的潤膚露或者潤膚油。

注意事項

1 要循序漸進，每天可做1～2次。

2 需在幼兒心情愉快的狀態下進行。

3 幼兒哭鬧時不可強行操作。

補脾經操作

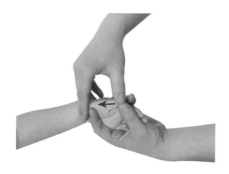

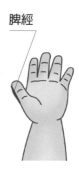

脾經

Step 大人用拇指從幼兒拇指指尖
推向拇指指根，單方向直推
補脾經5分鐘。

位置 脾經位於拇指橈側緣赤白肉
際處，左右各一處。

摩腹操作

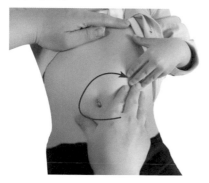

Step 讓幼兒仰臥，大人手掌以順
時針方向，揉摩幼兒整個腹
部5分鐘。

橫擦腰部

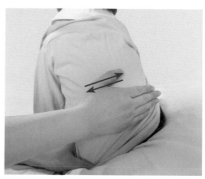

Step 用手掌快速橫擦腰部100次。

捏脊操作

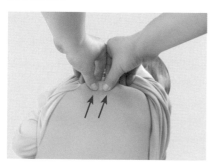

Step 讓幼兒俯臥，大人用
拇指、食指由下而上
捏脊3～5次。

位置 捏脊處位於脊背的正
中線，從尾骨部起至
第7頸椎。

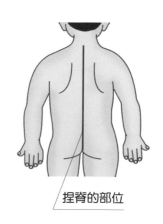

捏脊的部位

按揉足三里

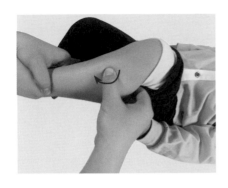

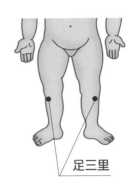

Step　大人用拇指按揉幼兒腿部足三里3分鐘。

位置　足三里位於小腿前外側，外膝眼（犢鼻）下3寸，脛骨前緣外側約一橫指處，左右各一穴。

足三里

預防近視

功能說明
☑ 疏通經絡，調和氣血。
☑ 調節眼部肌肉痙攣和緩解緊張，使眼窩內血液迴圈暢通，改善神經肌肉營養以達到治療和預防近視的作用。

準備作業
大人應當在手上塗上幼兒專用的潤膚露或者潤膚油。

注意事項
1 要循序漸進，每天可做1～2次。
2 需在幼兒心情愉快的狀態下進行。
3 幼兒哭鬧時不可強行操作。

揉阿是

阿是

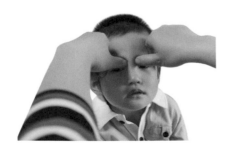

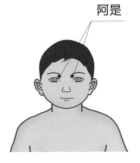

Step　大人用雙手拇指按揉幼兒阿是約2分鐘。

位置　阿是多位於病變附近，也可在與其距離較遠的部位，即「有痛便是它」。

擠按睛明

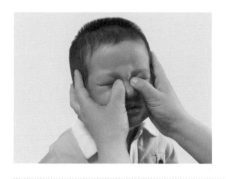

Step 大人用雙手拇指擠按
（先向下按，然後向上
擠）幼兒睛明約2分鐘。

位置 睛明位於面部，內眼角
上方約0.1寸凹陷處，左
右各一穴。

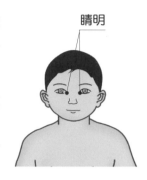

睛明

揉四白

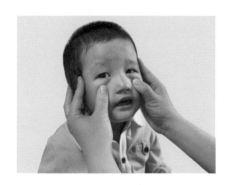

Step 大人用雙手拇指按揉幼
兒四白約2分鐘。

位置 四白位於面部，雙眼平
視時，瞳孔正中央下約2
釐米處，左右各一穴。

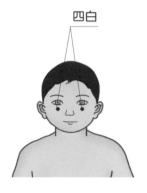

四白

按太陽、輪刮眼眶

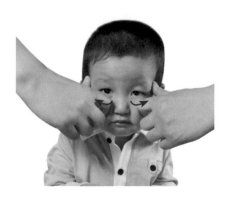

Step 大人用雙手拇指按壓幼
兒太陽，然後用彎屈的
食指第二節內側面輕刮
眼眶一圈，沿著內上、
外上、內下、外下的順
序進行。

位置 太陽位於前額兩側，雙
眼後方，眉梢與外眼角
之間，向後約1橫指的
凹陷處，左右各一穴。

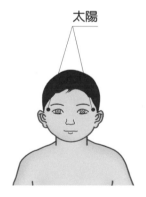

太陽

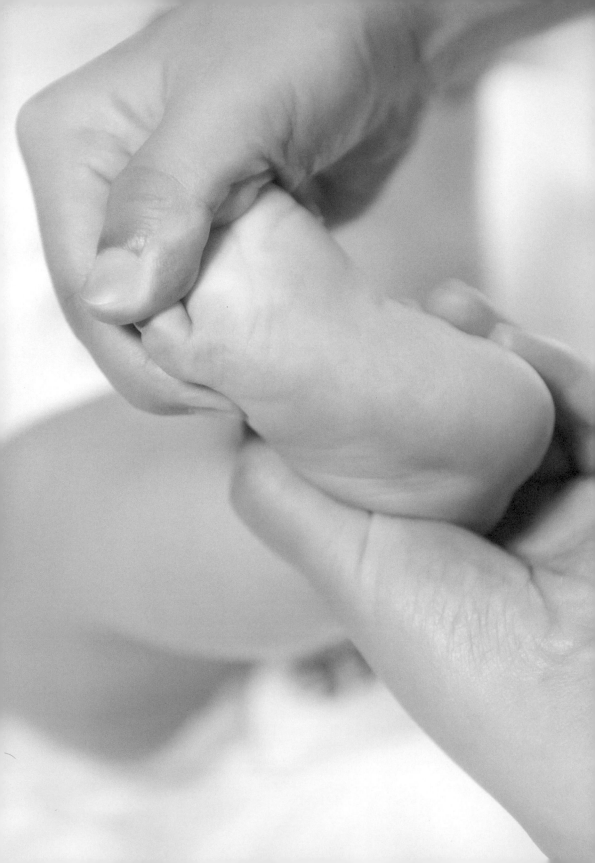

Part ③
祛除幼兒常見小病痛

　　雖有古話「不病不長」，但幼兒生病還是很讓家長揪心。怎樣最大限度地讓幼兒少得疾病更健康呢？日常除了注意營養搭配、多運動之外，簡單有效的按摩能幫助幼兒提升身體的自癒力，願家長的雙手成為幼兒健康的「保護傘」。

感冒——調補元陽，驅除風邪

是幼兒的常見疾病，一年四季均可發生，常伴有發燒、惡寒、咳嗽等症狀。幼兒容易患感冒，首先與他們的生理特點及免疫系統發育不成熟有關。

感冒產生的原因

中醫認為，幼兒感冒是由於冷暖不知調節，肌膚嫩弱，皮膚紋理疏鬆，免疫系統尚未發展健全，且易兼生痰、食滯、驚嚇等因素，故易於罹患。

流感因素

由流感病毒引起的急性呼吸道傳染病（即流感），也在幼兒中常見。病毒存在於患者的呼吸道中，在患者咳嗽、打噴嚏時經由飛沫傳染給別人。流感病毒的傳染性很強，由於這種病毒容易變異，即使是患過流感的人，當下次再遇上變異病毒引起的流感時，仍有可能會感染，所以流感容易引起暴發性流行。

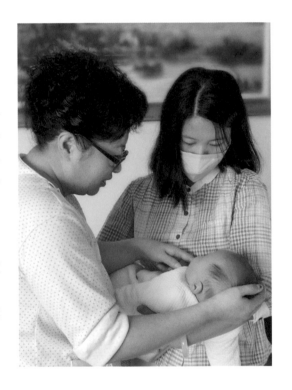

發生時機

一般在冬春季節流行的機會較多，每次可能有20%～40%的人會染上流感。同時，幼兒感冒與家長餵養方式不當、周圍環境不良、缺乏室外鍛煉也有關係。

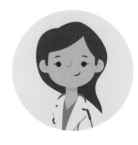

專家小提醒

幼兒身體較弱、抵抗力差，最容易患的病有兩種：一種是傷食（也叫積食）；另一種就是感冒。此時除藥物治療外，按摩也能消除病痛。越小的幼兒，按摩療效越好。大於10歲的幼兒，就可以使用大人按摩手法了。

預防幼兒感冒的保健手法

治療順序

開天門　　推坎宮　　退六腑　　運太陽　　清天河水　揉二扇門

治療時間　每天推拿按摩5～10分鐘即可，應堅持3個月以上，效果較好。

注意事項
1　根據不同的手法，大人可以讓幼兒仰臥。
2　揉時速度宜快。

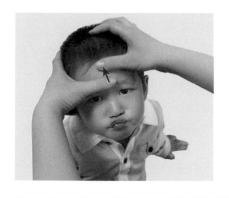

Step 1 大人用雙手拇指由下
　　　　而上，交替直推幼兒
　　　　天門2～3分鐘。
位置　　天門位於兩眉中間
　　　　（印堂）至前髮際成
　　　　一直線。

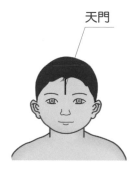

天門

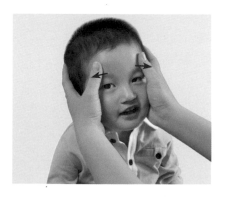

Step 2 大人用雙手拇指推幼
　　　　兒的坎宮（從眉心向
　　　　眉梢）2～3分鐘。
位置　　坎宮位於從眉頭起沿
　　　　眉梢所成的一橫線。

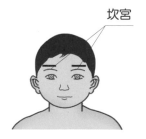

坎宮

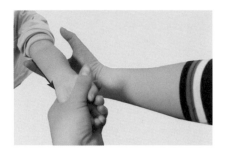

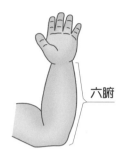

Step 3 大人用一隻食指、中指或
拇指指面,自幼兒手肘向
手腕退六腑2～3分鐘。

位置　六腑位於前臂尺側,從
陰池至手肘所成的一直
線,左右各一處。

六腑

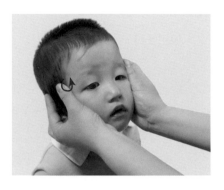

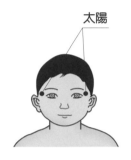

Step 4 大人用兩手拇指指端揉
幼兒雙側太陽2～3分鐘。

位置　太陽位於前額兩側,雙
眼後方,眉梢與外眼角
之間,向後約1橫指凹陷
處,左右各一穴。

太陽

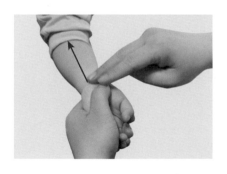

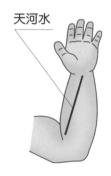

Step 5 大人用食指、中指二
指,從幼兒手腕推經由
前臂中央,推向手肘2～
3分鐘(約300次)。

位置　天河水位於前臂正中
央,從總筋到曲澤所成
的一直線,左右各一處。

天河水

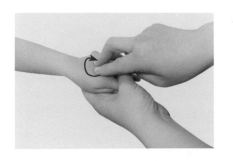

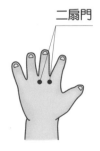

Step 6 大人用食指、中指二
指,按揉幼兒兩側二扇
門2～3分鐘。

位置　二扇門位於手掌背部,
中指掌指關節兩側凹陷
處,左右各一穴。

二扇門

治療感冒的基本手法

治療順序   → →  →  → →

推印堂　　點揉太陽　　振啄頭部　　揉迎香　　揉風府　　揉大椎

→ → 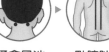 →

揉拿風池　　點膀胱經　　揉督脈

治療時間　每天推拿按摩5～10分鐘即可。

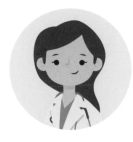 專家小知識　**振啄頭部**

為推拿手法，分振法與啄法。

振法：用手指或掌面按壓在人體的穴位或一定部位上。

啄法：兩手五指微屈分開，成爪形或聚攏成梅花形，交替上下輕擊一定部位，擊打速度要輕快有節律。

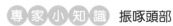

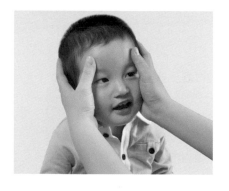

Step 1　大人用拇指側面，從幼兒雙眉間的印堂推向太陽，推2～3分鐘。

位置　太陽位於前額兩側，雙眼後方，眉梢與外眼角之間，向後約1橫指的凹陷處，左右各一穴；印堂位在前額，兩眉頭連線之中間，與前正中線之交點處。

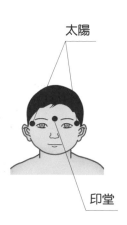

太陽

印堂

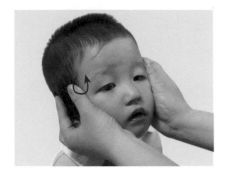

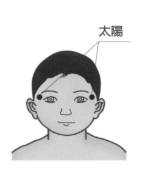

Step 2 大人用拇指指腹點揉
幼兒太陽1分鐘。

太陽

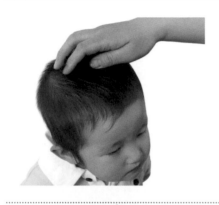

Step 3 大人手指微屈放鬆並自然分開,指端用力,振
啄幼兒頭部1～2分鐘。

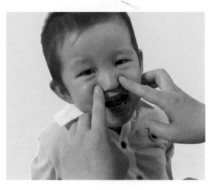

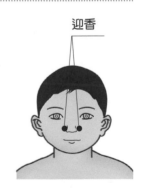

Step 4 大人雙手食指指端按
揉幼兒迎香1～2分鐘。

迎香

位置 迎香位於面部,鼻翼
外緣中點向兩旁測量
約0.5寸,鼻唇溝中,
左右各一穴。

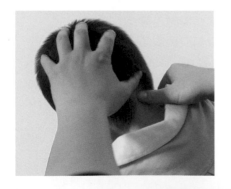

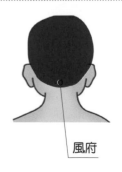

Step 5 大人用拇指指腹按揉
幼兒風府1～2分鐘。

位置 風府位於項部,後髮
際正中直上1寸,枕外
隆突直下,兩斜方肌
之間凹陷中。

風府

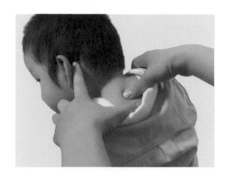

Step 6　大人用拇指指腹按揉幼
　　　　兒大椎1～2分鐘。

位置　　大椎位於項部，第7頸椎
　　　　棘突下凹陷中。

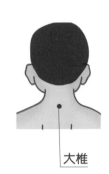

大椎

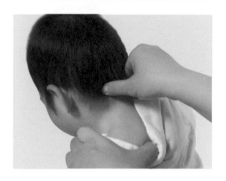

Step 7　大人用拇指指腹按揉幼
　　　　兒風池2分鐘，也可用手
　　　　指輕拿風池3～5次，注
　　　　意手法要輕柔。

位置　　風池位於項部，枕骨之
　　　　下，胸鎖乳突肌與斜方
　　　　肌上端之間的凹陷處，
　　　　左右各一穴。

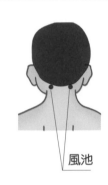

風池

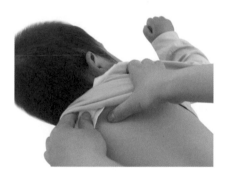

Step 8　大人用雙手拇指按壓幼
　　　　兒背部，膀胱經上的腧
　　　　穴，由下而上，逐點按
　　　　壓，重複3～5次。

位置　　背部膀胱經位於背部脊柱
　　　　兩側，向兩旁測量1.5寸。

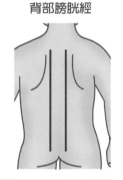

背部膀胱經

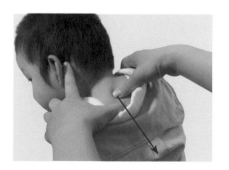

Step 9　大人用拇指指腹按揉幼
　　　　兒背部督脈上的腧穴3～
　　　　5次。

位置　　督脈位於背部正中線處。

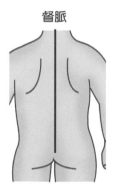

督脈

不同類型的感冒治療方法

風寒感冒

症狀 惡寒重、發燒輕、無汗、頭痛、四肢關節酸痛、鼻塞、流清涕、咳嗽、咳痰清稀、舌質淡、苔薄白,宜辛溫解表。

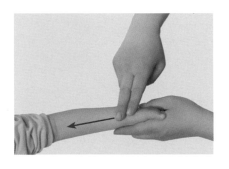

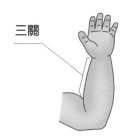

Step 1 大人用食指、中指指腹重推幼兒三關約5分鐘（500次）。

位置 三關位於前臂橈側,從陽池到曲池所成的一直線,左右各一處。

三關

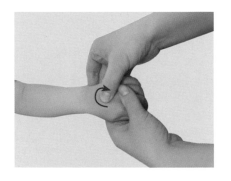

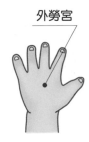

Step 2 大人用拇指指腹揉幼兒外勞宮約2分鐘（100～200次）。

位置 外勞宮位於手背,第2、3掌骨之間,掌指關節後約0.5寸處,左右各一穴。

外勞宮

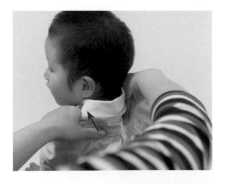

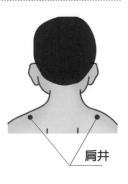

Step 3 大人雙手提拿幼兒肩井穴周圍5～7次。

位置 肩井穴位於肩上,大椎與肩峰端連線的中點,肩部最高處,左右各一穴。

肩井

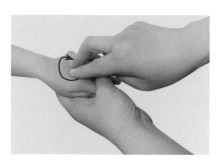

Step 4　大人用食指、中指二指
　　　　按揉幼兒兩側二扇門2～
　　　　3分鐘。

位置　　二扇門位於手掌背部，
　　　　中指掌指關節兩側凹陷
　　　　處，左右各一穴。

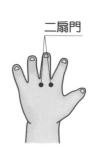

二扇門

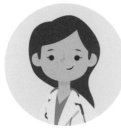

專 家 小 知 識　**肩井穴**

肩井穴位於肩上，因其下空陷，所以稱「井」穴。

風熱感冒

症狀

發燒重、微惡風或惡寒、咽痛、口乾、有汗、面赤、鼻塞、流黃涕、咳嗽痰
黃、舌邊尖紅、苔薄黃，宜辛涼解表。

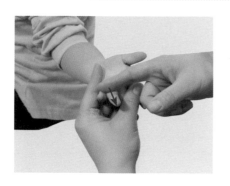

Step 1　大人用食指側面給幼兒清
　　　　肺經約3分鐘（300次）。

位置　　肺經位於無名指掌面，自
　　　　指尖至指根成一直線，左
　　　　右各一處。

肺經

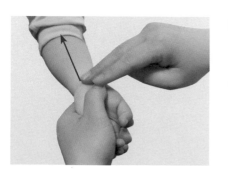

Step 2　大人用食指、中指指腹
　　　　給幼兒清天河水約1分鐘
　　　　（100次）。

位置　　天河水位於前臂中央，
　　　　從總筋到曲澤所成的一
　　　　直線，左右各一處。

天河水

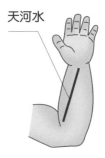

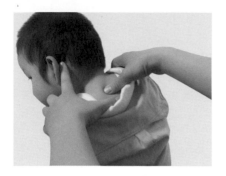

Step 3　大人用拇指指腹
　　　　按揉幼兒大椎約
　　　　1分鐘。

位置　　大椎位於項部，
　　　　第7頸椎棘突下凹
　　　　陷中。

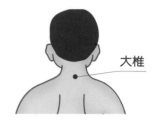

大椎

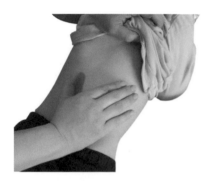

Step 4　大人用掌心擦幼
　　　　兒骶尾部，以透
　　　　熱為度。

位置　　骶尾部位於從第
　　　　1腰椎到尾骨以
　　　　上的區域。

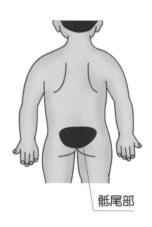

骶尾部

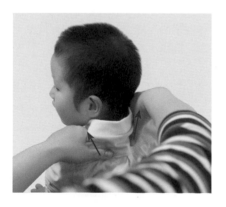

Step 5　大人雙手提拿幼
　　　　兒肩井穴周圍
　　　　5～7次。

位置　　肩井穴位於肩
　　　　上，大椎與肩峰
　　　　端連線的中點，
　　　　肩部最高處，左
　　　　右各一穴。

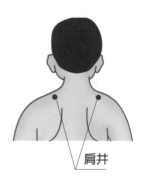

肩井

暑濕感冒

身熱微惡風、汗少、肢體酸重、頭重頭昏、咳嗽痰黏、口中黏膩、渴不多飲、胸悶心煩、噁心、小便短赤、舌苔薄黃而膩，宜清暑解表。

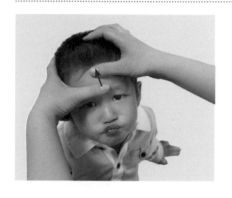

Step 1 大人用拇指指腹推天門約1分鐘。

位置 天門位於兩眉中間（印堂）至前髮際成一直線。

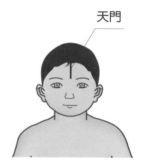

天門

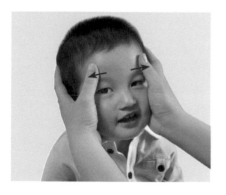

Step 2 大人用拇指指腹給幼兒推坎宮約1分鐘。

位置 坎宮位於從眉頭起沿眉梢所成的一橫線。

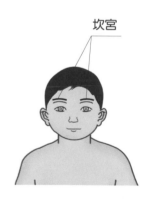

坎宮

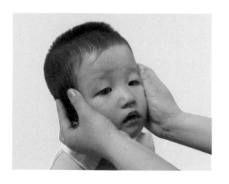

Step 3 大人用拇指指腹給幼兒揉太陽約1分鐘。

位置 太陽位於前額兩側、雙眼後方，眉梢與外眼角之間，向後約1橫指的凹陷處，左右各一穴。

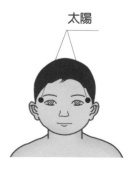

太陽

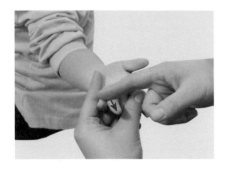

Step 4 大人用食指側面給幼兒
清肺經約3分鐘(300次)。

位置 肺經位於無名指掌面，
從指尖至指根成一直
線，左右各一處。

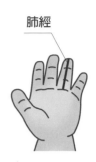

肺經

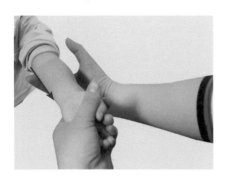

Step 5 大人用食指、中指或拇
指指面給幼兒退六腑約
3分鐘（300次）。

位置 六腑位於前臂尺側，從
陰池至手肘所成的一直
線，左右各一處。

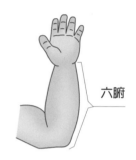

六腑

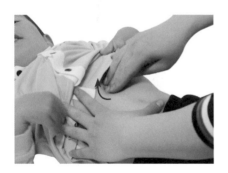

Step 6 大人用中指指腹給幼兒
揉中脘約1分鐘。

位置 中脘位於上腹部，前正
中線上，肚臍中央上方
4寸。

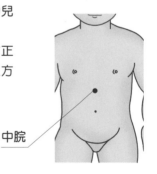

中脘

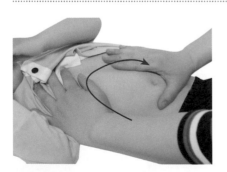

Step 7 大人用掌心給幼兒摩腹約3分鐘（300次）。

時行感冒

症狀 壯熱嗜睡、汗出熱不解、目赤咽紅、伴頭痛、全身肌肉酸痛、或伴噁心嘔吐、舌質紅，苔薄白。

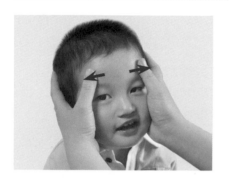

Step 1 大人用雙手拇指給幼兒推坎宮（從眉心向眉梢）2～3分鐘。

位置 坎宮位於從眉頭起沿眉梢所成的一橫線。

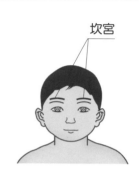

坎宮

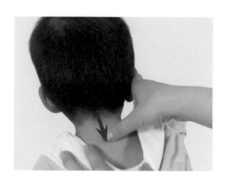

Step 2 大人用拇指指腹給幼兒推天柱骨約2分鐘（200次）。

位置 天柱骨位於項部，後髮際中點至大椎所成的一直線。

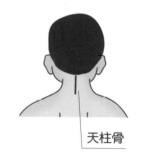

天柱骨

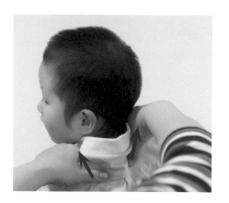

Step 3 大人雙手提拿幼兒肩頸周圍5～7次。

位置 肩井穴位於肩上，大椎與肩峰端連線的中點，肩部最高處，左右各一穴。

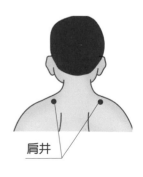

肩井

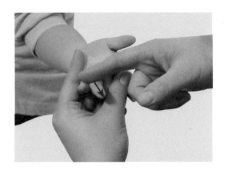

Step 4 大人用食指側面給幼兒清肺經約3分鐘（300次）。

位置 肺經位於無名指掌面，自指尖至指根成一直線，左右各一處。

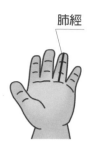

肺經

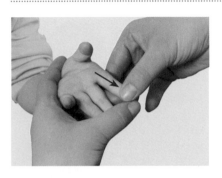

Step 5 大人用拇指指腹給幼兒清肝經約1分鐘（100次）。

位置 肝經位於食指掌面，自指尖至指根成一直線，左右各一處。

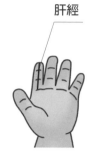

肝經

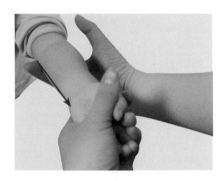

Step 6 大人用食指、中指或拇指指面給幼兒退六腑約3分鐘（300次）。

位置 六腑位於前臂尺側，從陰池至手肘所成的一直線，左右各一處。

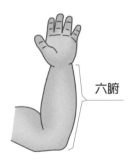

六腑

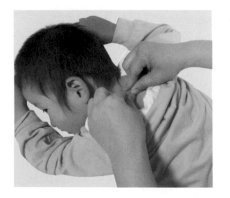

Step 7 大人用拇指、食指指腹給幼兒提捏大椎約1分鐘（100次）。

位置 大椎位於項部，第7頸椎棘突下凹陷中。

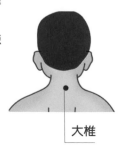

大椎

治療幼兒感冒的食療驗方

紫蘇粥

紫蘇葉辛溫，有散寒解表、消除脹滿的功能。紫蘇葉能擴張毛細血管，刺激汗液分泌而發汗，其浸液對流感病毒有抑制作用。將紫蘇葉與粳米同煮，有和胃散寒功能。

材料

紫蘇葉6克、粳米50克、紅糖適量。

作法

先將粳米用清水淘洗乾淨放置一旁。取一個砂鍋加入適量水、放入紫蘇葉，然後煮沸1分鐘，去渣取汁備用。在另一個鍋內加水燒開，加入粳米煮粥，待粥熟時，加入紫蘇葉汁和紅糖，最後攪勻即完成。

適用對象

適用於體弱幼兒，對偶感風寒易患感冒者有效。

白菜綠豆飲

此湯主要有清熱解毒的作用。白菜味甘，性微寒，有養味生津、清熱除煩、利小便、清腸道等功能，菜根作用更為顯著。綠豆味甘性涼，能清熱除煩、利小便、解毒。

材料

大白菜根數個、綠豆30克、白糖適量。

 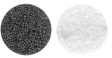

作法

先將綠豆洗淨，放入鍋中加水，用中火煮至半熟；再將大白菜根洗淨，切成片，加入綠豆湯中，同煮至綠豆開花、菜根爛熟，即成白菜綠豆湯。飲時加入白糖調味，需分多次服用。

適用對象

適用於8個月以上，有風濕感冒、出汗不徹、周身困重（身體四肢沈重）、發燒口渴、小便短赤等症狀的幼兒。

蘿蔔排骨湯

本湯有滋補潤心、通氣活血之功能。

材料	作法	適用對象
豬排500克、白蘿蔔250克，蔥段、薑片、料酒、花椒、胡椒粉、鹽各適量。	將豬排剁成小塊，放入開水鍋中焯一下，撈出用涼水沖洗乾淨，重新放入開水鍋中；放蔥段、薑片、料酒、花椒、胡椒粉，用中火煮燉90分鐘，撈出去骨；白蘿蔔去皮，切條，用開水焯一下，去生味。鍋內煮的排骨湯繼續燒開，投入排骨和蘿蔔條，燉15分鐘至肉爛、蘿蔔軟，最後加入鹽調味即完成。	適用於傷風感冒、咳嗽吐痰的幼兒。

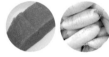

案例分享

1

劉小妹妹，3歲

幼兒發燒、惡寒、無汗、頭痛、肢體酸痛、咽癢咳嗽、痰稀色白，舌淡苔薄白。

經辨證屬風寒型感冒。治宜辛溫解表。給予清肝平肺、重推三關、揉外勞宮、拿肩井穴、推天柱骨、揉二扇門等治療後3天症狀好轉。

2

王小妹妹，2歲

幼兒發燒39℃將近2日，微惡風、咳嗽、痰黃而黏、咽喉紅腫、口乾喜飲、舌邊尖紅，苔微黃。

經辨證屬風熱型感冒。治宜辛涼解表。給予清肺經、清肝經、清天河水、退六腑、按揉大椎等治療後1天體溫降至38.2℃。繼續上述操作2天後，體溫恢復正常，且感冒症狀好轉。

3

肖小弟弟，5歲

幼兒身熱、微惡風、汗少、肢體酸重、頭昏、咳嗽痰黏、渴不多飲、噁心、小便短赤，舌苔薄黃而膩。

經辨證屬暑濕型感冒，治宜清暑解表。給予推攢竹、推坎宮、揉太陽、清肺經、退六腑、揉中脘等治療2天後症狀好轉。

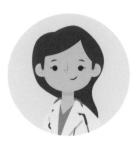

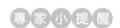

1 患病期間兒童要多飲水，給予易消化的清淡飲食。
2 要加強護理，起居有常，飲食有節。
3 感冒流行期間，可用食醋薰蒸法清潔空氣，有預防感冒的作用。
4 食醋薰蒸法操作方式：先關好門窗，取食醋100克，放在燃具上薰蒸，醋分子飄散在空氣中，能殺死室內感冒病毒。

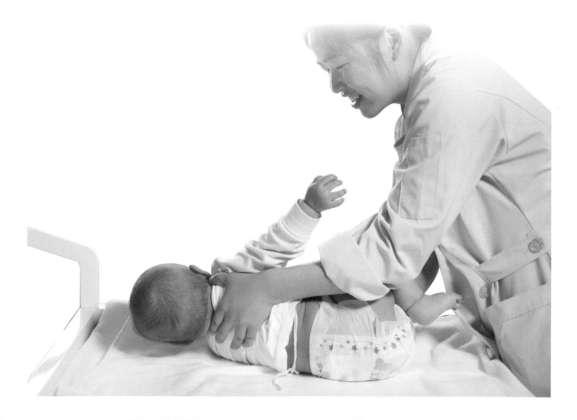

厭食──調和脾胃，恢復脾胃納運

　　厭食是幼兒常見的症狀，由於較長時間食慾降低，缺乏進食的慾望，看見食物就不想吃，甚至拒絕吃任何東西，日久影響其營養和熱能的吸收，使幼兒體重不增或減輕，影響正常生長發育。

厭食產生的原因

消化系統疾病：

　　如胃炎、腸炎、肝炎、胃和十二指腸潰瘍、慢性便秘等。近年發現部分厭食幼兒與其胃動力差、胃排空延遲有關。

非感染性疾病：

　　如各種原因引起的貧血、先天性心臟病、心力衰竭、風濕病、甲狀腺功能減退症、垂體前葉功能減退症等。

藥物、毒物影響：

　　如磺胺類、紅黴素、硫酸亞鐵及抗腫瘤藥；洋地黃中毒、鉛中毒等。

感染：

　　如上呼吸道感染、慢性扁桃體炎、中耳炎、寄生蟲感染、泌尿系統感染、結核等。這些疾病除有厭食外，還多伴有發燒等其他症狀和體徵。

營養性疾病：

　　如缺鋅、缺鐵、缺碘、B族維生素缺乏，進食果汁、巧克力、甜食、優酪乳等食品過多，攝入維生素A過量等。

心理因素：

　　如在進食時採用哄逗、強迫，甚至打罵、恐嚇等手段，導致幼兒食慾低下。較大的幼兒可能由於憂傷、精神緊張、過度興奮等因素而影響食慾。

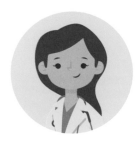

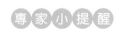 專家小提醒

若父母過分關愛幼兒，認為把幼兒餵養得越胖越好，當幼兒的進食量達不到自己期望的標準或不如別的小孩胖時，就認為是厭食，實際上幼兒攝入的食物已滿足正常需要，生長發育在正常幼兒標準範圍內，這不屬於厭食，家長應充分認識到這一點。另外，幼兒進食受家庭環境、情緒等因素影響很大，有時進食量會波動，短期的食慾缺乏，若生長發育、精神、活動各方面正常，不應視為厭食症。

治療厭食的基本手法

治療順序   ▶ ▶ ▶ ▶ ▶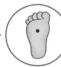

推四橫紋　　揉板門　　補脾經　　按內勞宮　　摩腹　　按揉湧泉

治療時間　每天推拿按摩5～10分鐘即可，應堅持3個月以上，效果較好。

注意事項
1　幼兒推拿按摩的手法應輕重適宜，不要讓幼兒覺得不舒服。
2　推拿按摩時，室內溫度應在22℃以上，防止幼兒著涼。
3　本手法不宜在飯前空腹時或在飯後立即進行。

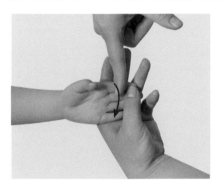

Step 1　大人用食指推幼兒四橫紋約1分鐘（50～100次）。
位置　　四橫紋位於手掌掌面，食指、中指、無名指、小指第1指間關節橫紋處，左右各一處。

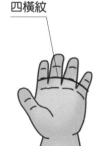

四橫紋

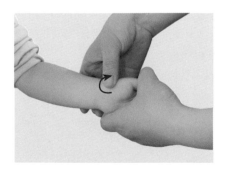

Step 2　大人用拇指按揉幼兒板門2～3分鐘。
位置　　板門位於手掌拇指本節後，魚際肉處，左右各一穴。

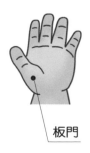

板門

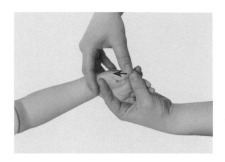

Step 3　大人用拇指給幼兒補脾經
　　　　約1分鐘（50～100次）。

位置　　脾經位於拇指橈側緣赤白
　　　　肉際處，左右各一處。

脾經

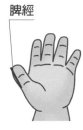

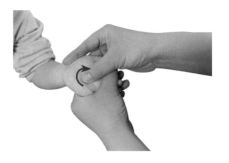

Step 4　大人用拇指按摩幼兒內勞
　　　　宮約1分鐘（50～100次）。

位置　　內勞宮位於手掌心，第
　　　　2、3掌骨之間偏於第3掌
　　　　骨，握拳屈指時中指尖
　　　　處，左右各一穴。

內勞宮

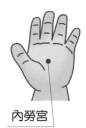

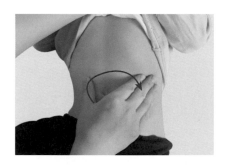

Step 5　讓幼兒躺好，大人用手以順時針方向按摩幼兒腹部
　　　　約1分鐘（50～100次）。

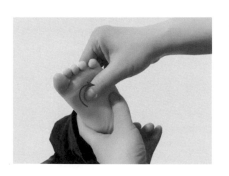

Step 6　大人用拇指按揉幼兒腳底
　　　　的湧泉2～3分鐘。

位置　　湧泉位於腳底，第2、3
　　　　趾趾縫紋頭端與腳跟連
　　　　線的前1/3處，即腳底彎
　　　　曲時，腳心前1/3的凹陷
　　　　中，左右各一穴。

湧泉

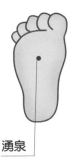

不同類型的厭食治療方法

脾失健運

面色少華（面色不紅潤）、不思納食，或食物無味、拒進飲食、形體偏瘦，而精神狀態一般無特殊異常，大小便均基本正常，舌苔白或薄膩，宜清胃和脾。

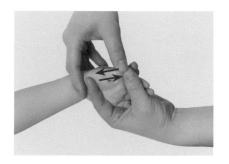

Step 1 大人用拇指清補幼兒脾經約2分鐘（100～200次）。

位置　脾經位於拇指橈側緣赤白肉際處，左右各一處。

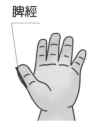

脾經

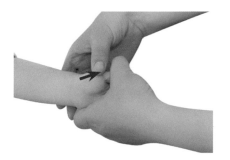

Step 2 大人用拇指給幼兒清胃經約2分鐘（100～200次）。

位置　胃經位於拇指指根，從腕橫紋至拇指根橫紋，大魚際肌的外側緣，左右各一處。

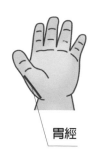

胃經

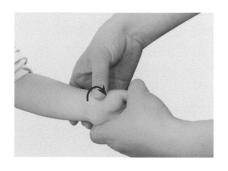

Step 3 大人用拇指按揉幼兒板門2～3分鐘。

位置　板門位於手掌拇指本節後，魚際肉處，左右各一穴。

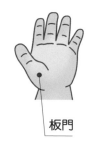

板門

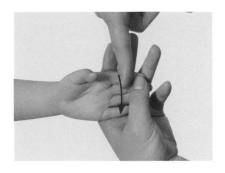

Step 4 大人用食指推幼兒四橫紋約1分鐘（50～100次）。

位置 四橫紋位於手掌掌面，食指、中指、無名指、小指第1指間關節橫紋處，左右各一處。

四橫紋

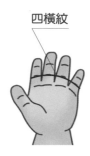

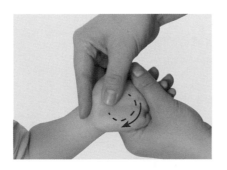

Step 5 大人用拇指在幼兒掌心運內八卦2～3分鐘。

位置 內八卦位於手掌掌面，以掌心（勞宮）為圓心，圓心至中指根橫紋內2/3和外1/3交界點為半徑，畫一圓即是，左右各一處。

內八卦

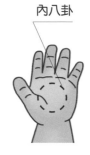

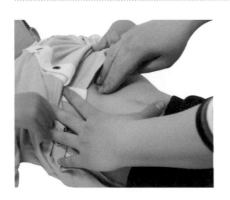

Step 6 讓幼兒躺好，大人用食指、中指指端按揉中脘2～3分鐘。

位置 中脘位於上腹部，前正中線上，肚臍中央上方4寸。

中脘

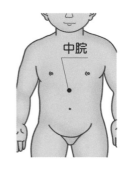

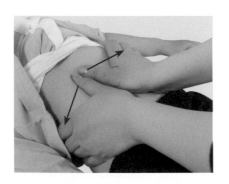

Step 7 讓幼兒躺好，露出腹部，大人用雙手拇指從肚臍向兩側分推腹陰陽2～3分鐘。

位置 腹陰陽位於中脘與兩脅下之軟肉處。

腹陰陽

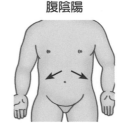

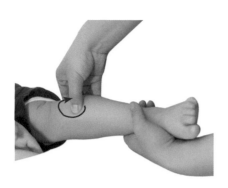

Step 8 　大人用拇指按揉幼兒
　　　　足三里2～3分鐘。

位置　　足三里位於小腿前外
　　　　側，外膝眼（犢鼻）
　　　　下3寸，脛骨前緣外側
　　　　約一橫指處，左右各
　　　　一穴。

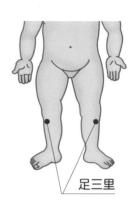

足三里

胃陰不足

症狀

口乾、喝水量變多、不想進食、皮膚乾燥、缺乏潤澤，大便多乾結、舌苔多
光剝，舌質偏紅，宜養胃育陰。

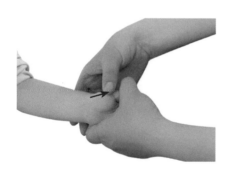

Step 1 　大人用拇指給幼兒清胃經
　　　　約2分鐘（100～200次）。

位置　　胃經位於拇指指根，從
　　　　腕橫紋至拇指根橫紋，
　　　　大魚際肌的外側緣，左
　　　　右各一處。

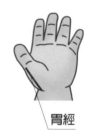

胃經

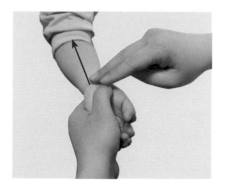

Step 2 　大人用食指、中指給幼兒
　　　　清天河水約2分鐘（100～
　　　　200次）。

位置　　天河水位於前臂正中央，
　　　　從總筋到曲澤所成的一直
　　　　線，左右各一處。

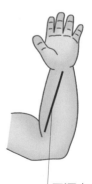

天河水

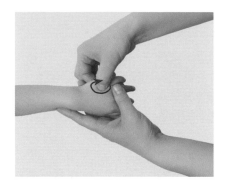

Step 3　大人用拇指給幼兒按
　　　　揉二人上馬約2分鐘
　　　　（100～200次）。

位置　　二人上馬位於手掌背
　　　　部，無名指與小指掌
　　　　骨之間的凹陷，左右
　　　　各一處。

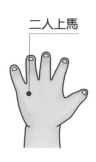

二人上馬

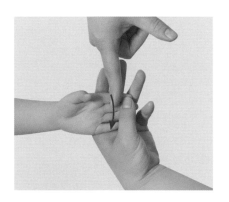

Step 4　大人一手將拇指按住
　　　　幼兒四根手指，另一
　　　　手食指推四橫紋約1分
　　　　鐘（50～100次）。

位置　　四橫紋位於手掌掌面，
　　　　食指、中指、無名指、
　　　　小指第1指間關節橫紋
　　　　處，左右各一處。

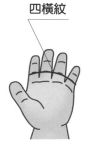

四橫紋

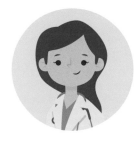

專 家 小 知 識　光剝

指舌苔全部或部份剝落。

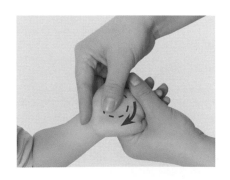

Step 5　大人用拇指在幼兒掌
　　　　心運內八卦2～3分鐘。

位置　　內八卦位於手掌掌面，
　　　　以掌心（勞宮）為圓
　　　　心，圓心至中指根橫紋
　　　　內2/3和外1/3交界點為
　　　　半徑，畫一圓即是，左
　　　　右各一處。

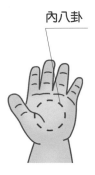

內八卦

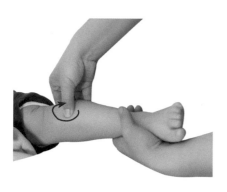

Step 6　大人用拇指按揉幼
　　　　兒足三里2～3分鐘。
位置　　足三里位於小腿前
　　　　外側，外膝眼（犢
　　　　鼻）下3寸，脛骨
　　　　前緣外側約一橫指
　　　　處，左右各一穴。

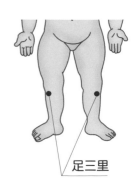

足三里

脾胃氣虛

症狀

精神較差、面色萎黃、厭食、拒食、只吃得下一點食物、大便中有未消化的
殘渣，或大便不成形、容易出汗、舌淡苔薄，宜健脾益氣。

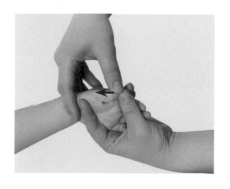

Step 1　大人用拇指給幼兒補脾經
　　　　約1分鐘（50～100次）。
位置　　脾經位於拇指橈側緣赤白
　　　　肉際處，左右各一處。

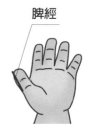

脾經

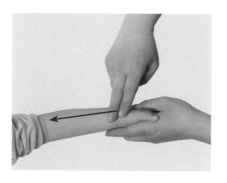

Step 2　大人用食指、中指給幼
　　　　兒推三關約1分鐘（50～
　　　　100次）。
位置　　三關位於前臂橈側，從陽
　　　　池到曲池所成的一直線，
　　　　左右各一處。

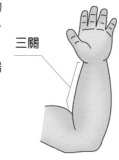

三關

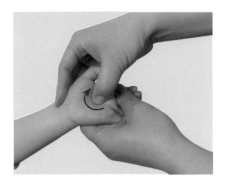

Step 3 大人用拇指按摩幼兒
內勞宮約1分鐘（50～
100次）。

位置 內勞宮位於手掌心，第
2、3掌骨之間偏於第3
掌骨，握拳屈指時中指
尖處，左右各一穴。

內勞宮

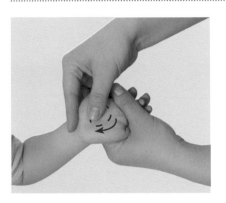

Step 4 大人用拇指在幼兒掌心
運內八卦2～3分鐘。

位置 內八卦位於手掌掌
面，以掌心（勞宮）
為圓心，圓心至中指
根橫紋內2/3和外1/3交
界點為半徑，畫一圓
即是，左右各一處。

內八卦

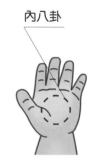

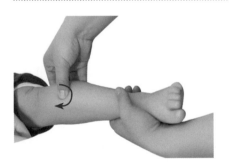

Step 5 大人用拇指按揉幼兒
足三里2～3分鐘。

位置 足三里位於小腿前外
側，外膝眼（犢鼻）
下3寸，脛骨前緣外側
約一橫指處，左右各
一穴。

足三里

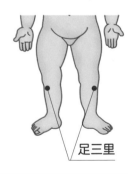

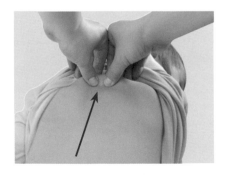

Step 6 讓幼兒俯臥，從下向
上捏脊。

位置 捏脊處位於脊背的正
中線，從尾骨部起至
第7頸椎。

捏脊的部位

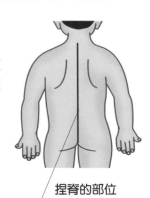

治療幼兒厭食的食療驗方

萊菔雞金粥

萊菔子可消食化積，雞內金可消食健胃。

材料

炒萊菔子（蘿蔔籽）10克、雞內金3克、粳米50克、白糖適量。

作法

將雞內金小火炒至黃褐色，研成細末備用；將炒萊菔子加水煎湯，然後加入粳米，小火煮至稀稠，加入雞內金粉，再加入適量白糖即可，分多次服用。

適用對象

適用於8個月以上體形消瘦、不思飲食、大便呈不消化狀的厭食幼兒。

山楂鱔魚片

黃鱔有溫補脾胃的功能，配合山楂可消食化積。

材料

黃鱔250克、山楂10克，鹽、糖、黃酒、胡椒粉各適量。

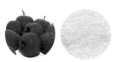

作法

將黃鱔去內臟，洗淨切段；另將山楂去核研末，與鹽一起塗於鱔背上，加適量水，蒸熟，加入胡椒粉、糖、黃酒，再蒸約5分鐘即可食用。

適用對象

適用於2歲以上脾胃虛弱、內有積食的厭食幼兒。

山藥蓮子粥

此粥可溫胃健脾。

材料

新鮮山藥50克、蓮子30克。

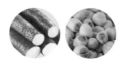

作法

將山藥去皮，加蓮子上鍋燉成粥，注意蓮子和粥都要煮得夠爛，一起吃下去。

適用對象

最適合脾陽不足的幼兒，也適用於各階段幼兒。對不到1歲的幼兒，山藥和蓮子要儘量碾碎。乾的可磨成粉，再用米湯調成糊來餵給幼兒。

案例分享

1

李小弟弟，3歲

幼兒近一個月面色少華，不思納食，形體偏瘦，精神狀態尚可，大小便基本正常，舌苔白。

經辨證屬脾失健運型厭食。治宜清胃和脾。給予清補脾經、清胃經、揉板門、推四橫紋、運內八卦、揉中脘、分推腹陰陽、揉足三里治療2天後症狀好轉。繼續按上方推拿5天後痊癒。

2

王小妹妹，3.5歲

因口乾多飲而不喜進食就診，症狀皮膚乾燥、缺乏潤澤、大便乾結、剝苔，舌質偏紅。

經辨證屬胃陰不足型厭食，治宜養胃育陰。給予清胃經、清天河水、揉二人上馬、推四橫紋、運內八卦、揉足三里、捏脊等治療3天後症狀好轉。繼續給予以上述治療方法1周後面色好轉，且大便恢復正常。

3

張小弟弟，1歲

幼兒近一月余精神欠佳、不吃奶，肢體倦怠，面色萎黃，大便中夾有奶瓣、舌淡，苔薄白。

經辨證屬脾胃氣虛型厭食。給予補脾經、推三關、揉勞宮、運內八卦、揉足三里、捏脊治療1天後欲吃奶，3天後大便中未見奶瓣。

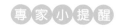

1 應針對病因治療：對幼兒厭食的治療，必須詳細檢查，針對病因治療，去除病因是治療的根本，如缺鋅應補鋅治療。

2 要糾正不良飲食習慣：按時進食，不吃或少吃零食，尤其是少吃甜食、巧克力等。

3 要保持良好生活習慣：保證睡眠充足，適當增加鍛煉，保持大便通暢，避免過度緊張。

4 奶瓣：通常是指由於消化不良，使寶寶大便中出現了白色的顆粒或瓣狀物。

腹痛——調節機體，止痛

　　腹痛是指胃脘以下，恥骨毛際以上的部位發生疼痛的一種病症。腹痛在兒童疾病中很常見，原因比較複雜，所以在按摩前要全面檢查，及早作出正確診斷，以免延誤病情。若腹痛見到面色蒼白、冷汗淋漓、四肢發涼等症狀，應馬上到醫院治療。

腹痛產生的原因

　　多因幼兒外感內傷影響了臟腑經脈的正常功能，導致臟腑經脈氣機鬱滯不通，氣血運行受阻或氣血不足失於溫養，發生腹痛。

治療腹痛的基本手法

治療順序	補脾經 ▶ 運內八卦 ▶ 揉天樞 ▶ 揉中脘 ▶ 分推腹陰陽 ▶ 捏肚角
治療時間	腹痛時推拿按摩5～10分鐘即可。
注意事項	1 腹痛臨床表現複雜、涉及面廣，臨症時必須詳細瞭解病情，並全面考慮。本文所列腹痛系除器官上病變的功能性腹痛。 2 如疼痛劇烈，請務必就醫。 3 本手法不宜在飯前空腹或飯後立即進行。

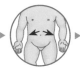

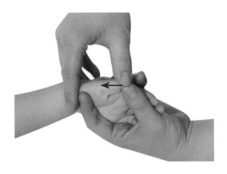

Step 1 大人用拇指從幼兒拇指
指尖直推向拇指根，單
方向直推補脾經5分鐘。

位置 脾經位於拇指橈側緣赤白
肉際處，左右各一處。

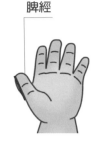

脾經

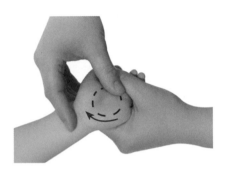

Step 2 大人用拇指在幼兒手掌
掌面運內八卦，以順時
針方向畫圓圈推動約1分
鐘（100次）。

位置 內八卦位於手掌掌面，以
掌心（勞宮）為圓心，圓
心至中指根橫紋內2/3和
外1/3交界點為半徑，畫一
圓即是，左右各一處。

內八卦

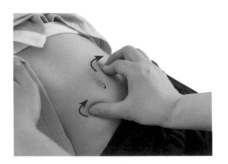

Step 3 大人用拇指、食指指腹
按揉天樞約1分鐘。

位置 天樞位於中腹部，肚臍
向兩旁測量2寸，左右各
一穴。

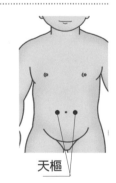

天樞

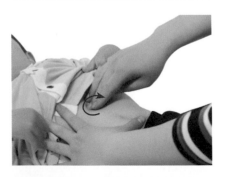

Step 4 大人用中指指腹給幼兒
揉中脘穴約1分鐘。

位置 中脘位於上腹部，前正
中線上，肚臍上方4寸。

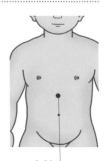

中脘

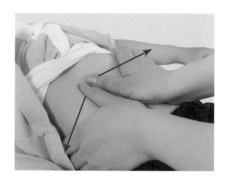

Step 5 讓幼兒躺好，露出腹
　　　　部，大人用雙手拇指從
　　　　肚臍向兩側分推腹陰陽
　　　　2～3分鐘。
位置　　腹陰陽位於中脘與兩脅
　　　　下之軟肉處。

腹陰陽

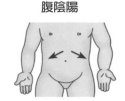

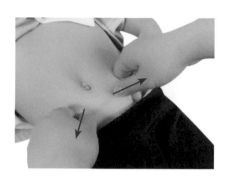

Step 6 讓幼兒躺好，大人雙手給
　　　　幼兒捏肚角2～3分鐘。
位置　　肚角位於肚臍下方2寸，
　　　　前正中線向兩旁測量2
　　　　寸，左右各一處。

肚角

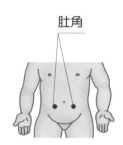

不同類型的腹痛治療方法

食積腹痛

症狀

脘腹脹滿、疼痛拒按、不思飲食，噯腐吞酸（胃食道逆流）或腹痛欲瀉，瀉後痛減、時有嘔吐、吐物酸餿、夜臥不安、時時啼哭、苔多厚膩，宜消食導滯，行氣止痛。

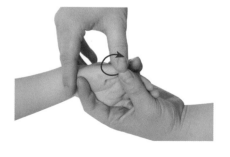

Step 1 大人用拇指沿著幼兒脾
　　　　經，以順時針方向旋轉推
　　　　動約3分鐘（300次）。
位置　　脾經位於拇指橈側緣赤白
　　　　肉際處，左右各一處。

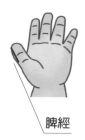

脾經

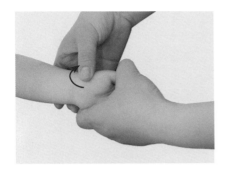

Step 2 大人用拇指按揉幼兒板
門2～3分鐘。

位置 板門位於手掌拇指本節
後，魚際肉處，左右各
一穴。

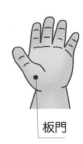

板門

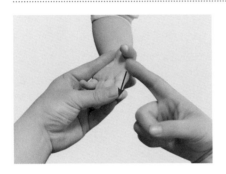

Step 3 大人用食指側面給幼
兒直推清大腸約2分鐘
（200次）。

位置 大腸位於食指橈側緣，
從食指尖至虎口所成的
一直線，左右各一處。

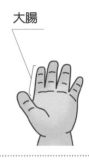

大腸

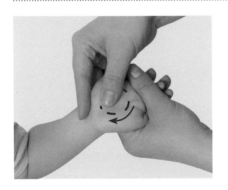

Step 4 大人用拇指在幼兒手掌
掌面運內八卦，以順時
針方向畫圓圈推動約1分
鐘（100次）。

位置 內八卦位於手掌掌面，
以掌心（勞宮）為圓
心，圓心至中指根橫紋
內2/3和外1/3交界點為半
徑，畫一圓即是，左右
各一處。

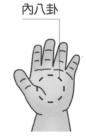

內八卦

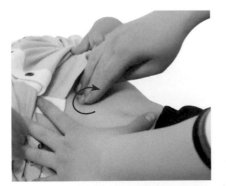

Step 5 大人用中指指腹給幼兒
揉中脘約1分鐘。

位置 中脘位於上腹部，前正中
線上，肚臍中央上方4寸。

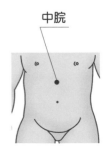

中脘

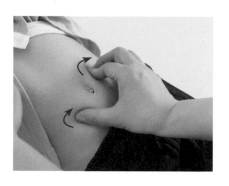

Step 6　大人用拇指、食指指腹按揉天樞約1分鐘。

位置　天樞位於中腹部，肚臍中央向兩旁測量2寸，左右各一穴。

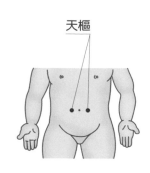

天樞

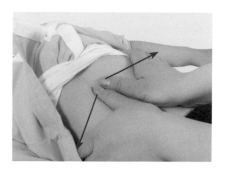

Step 7　讓幼兒躺好，露出腹部，大人用雙手拇指從肚臍向兩側分推腹陰陽2～3分鐘。

位置　腹陰陽位於中脘與兩脅下之軟肉處。

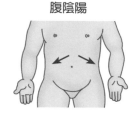

腹陰陽

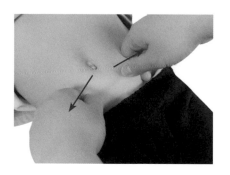

Step 8　讓幼兒躺好，大人用雙手給幼兒捏肚角2～3分鐘。

位置　肚角位於肚臍下方2寸，前正中線向兩旁測量2寸，左右各一處。

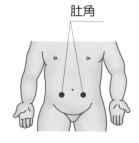

肚角

寒積腹痛

症狀 腹部疼痛、陣陣發作、痛處喜暖（疼痛部位熱敷後會緩解）、得溫則舒（熱敷則會改善），遇寒痛甚。腸鳴轆轆，或兼吐瀉。對於十分疼痛的幼兒，會額冷汗出、面色蒼白、唇色紫暗、手腳發涼，舌淡紅、苔多白滑，宜溫中散寒，理氣止痛。

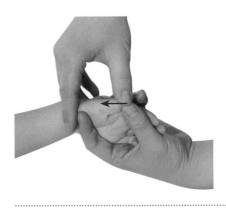

Step 1 大人用拇指從幼兒拇指指尖推向拇指根，單方向直推補脾經5分鐘。

位置 脾經位於拇指橈側緣赤白肉際處，左右各一處。

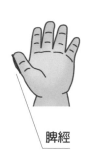

脾經

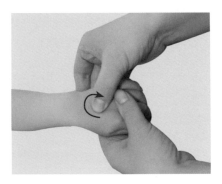

Step 2 大人用拇指指腹揉幼兒外勞宮約2分鐘（100～200次）。

位置 外勞宮位於手背，第2、3掌骨之間，掌指關節後約0.5寸處，左右各一穴。

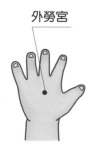

外勞宮

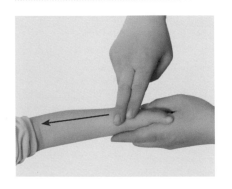

Step 3 大人用食指、中指指面，沿著幼兒三關從手腕推向手肘，重複約2分鐘（200次）。

位置 三關位於前臂橈側，從陽池到曲池所成的一直線，左右各一處。

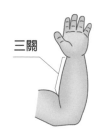

三關

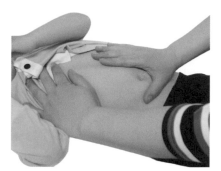

Step 4 大人用掌心給幼兒摩腹約3分鐘（300次）。

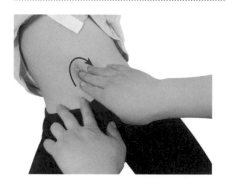

Step 5 大人用指腹給幼兒揉肚臍2～3分鐘。

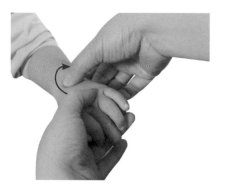

Step 6 大人用拇指指腹給幼兒揉一窩風2～3分鐘。

位置　一窩風位於手背，腕橫紋正中凹陷處，左右各一穴。

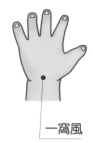

一窩風

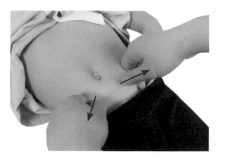

Step 7 讓幼兒躺好，大人雙手給幼兒捏肚角2～3分鐘。

位置　肚角位於肚臍下方2寸，前正中線向兩旁測量2寸，左右各一處。

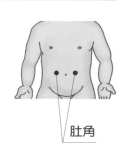

肚角

實熱腹痛

症狀

腹痛脹滿、疼痛拒按、潮熱、大便秘結、煩躁口渴、手腳心熱、唇紅舌紅、苔黃燥，宜通腑泄熱，行氣止痛。

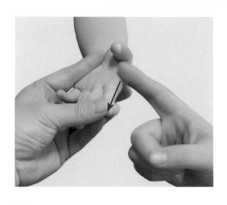

Step 1 大人用食指側面給幼兒直推清大腸約2分鐘（200次）。

位置 大腸位於食指橈側緣，從食指指尖至虎口所成的一直線，左右各一處。

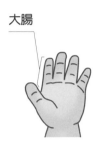
大腸

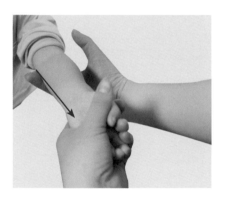

Step 2 大人用一手食指、中指或拇指指面自幼兒手肘推向手腕退六腑2～3分鐘。

位置 六腑位於前臂尺側，從陰池至手肘所成的一直線，左右各一處。

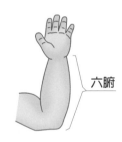
六腑

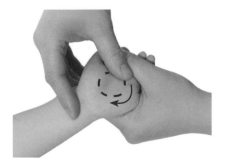

Step 3 大人用拇指在幼兒手掌掌面運內八卦，以順時針方向畫圓圈推動約1分鐘（100次）。

位置 內八卦位於手掌掌面，以掌心（勞宮）為圓心，圓心至中指根橫紋內2/3和外1/3交界點為半徑，畫一圓即是，左右各一處。

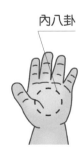
內八卦

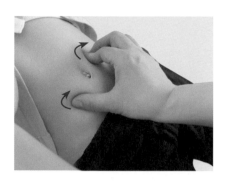

Step 4　大人用拇指、食指指腹按
　　　　揉天樞約1分鐘。

位置　　天樞位於中腹部，肚臍中
　　　　央向兩旁測量2寸，左右
　　　　各一穴。

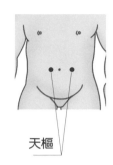

天樞

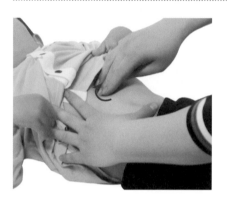

Step 5　大人用中指指腹給幼兒揉
　　　　中脘約1分鐘。

位置　　中脘位於上腹部，前正中線
　　　　上，肚臍中央上方4寸。

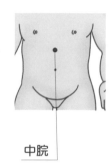

中脘

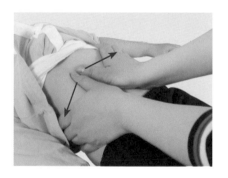

Step 6　讓幼兒躺好，露出腹部，大
　　　　人用雙手拇指從肚臍向兩
　　　　側分推腹陰陽2～3分鐘。

位置　　腹陰陽位於中脘與兩脅下
　　　　之軟肉處。

腹陰陽

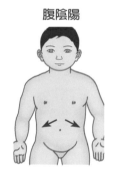

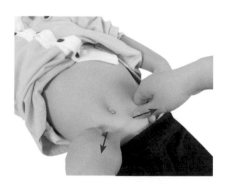

Step 7　讓幼兒躺好，大人用雙手
　　　　給幼兒捏肚角2～3分鐘。

位置　　肚角位於肚臍下方2寸，
　　　　前正中線向兩旁測量2
　　　　寸，左右各一處。

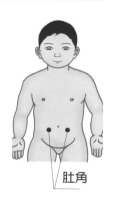

肚角

氣滯腹痛

症狀　脘腹脹痛，疼痛部位不固定，甚至延伸到肋骨，或痛引小腹，噯氣或失氣則痛減、舌淡，苔薄，宜理氣止痛。

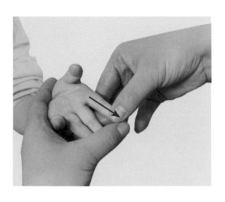

Step 1　大人用拇指指腹給幼兒清肝經約1分鐘（100次）。

位置　肝經位於食指掌面，從指尖至指根成一直線，左右各一處。

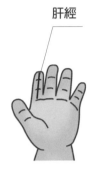
肝經

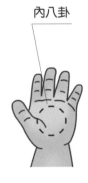
內八卦

Step 2　大人用拇指在幼兒手掌掌面運內八卦，以順時針方向畫圓圈推動約1分鐘（100次）。

位置　內八卦位於手掌掌面，以掌心（勞宮）為圓心，圓心至中指根橫紋內2/3和外1/3交界點為半徑，畫一圓即是，左右各一處。

Step 3　大人用掌心給幼兒摩腹約3分鐘（300次）。

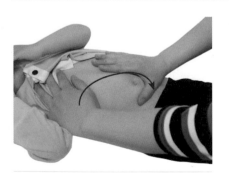

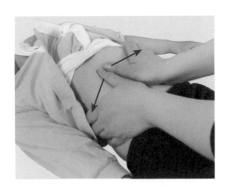

Step 4 讓幼兒躺好,露出腹部,大
人用雙手拇指從肚臍向兩
側分推腹陰陽2～3分鐘。
位置　腹陰陽位於中脘與兩脅下
之軟肉處。

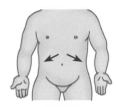

腹陰陽

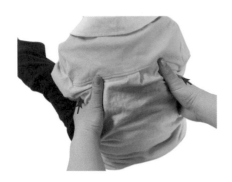

Step 5 大人用掌心給幼兒搓摩脅肋2～3分鐘,以有熱
感為宜。

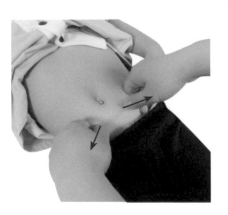

Step 6 讓幼兒躺好,大人用雙手
給幼兒捏肚角2～3分鐘。
位置　肚角位於肚臍下方2寸,前
正中線向兩旁測量2寸,左
右各一處。

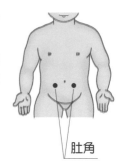

肚角

虛寒腹痛

症狀

腹痛綿綿、時作時止，痛處喜溫喜按（疼痛位置按一按或熱敷較舒服），面色蒼白、精神倦怠、手腳清冷、飲食較少，或食後作脹、大便稀溏，唇色淡白。宜溫中補虛，緩急止痛。

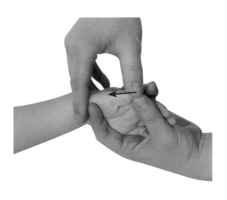

Step 1 大人用拇指從幼兒拇指指尖推向拇指根，單方向直推補脾經5分鐘。

位置 脾經位於拇指橈側緣赤白肉際處，左右各一處。

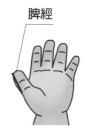
脾經

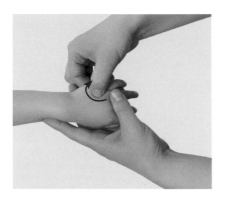

Step 2 大人用拇指按揉幼兒二人上馬約5分鐘。

位置 二人上馬位於手掌背部，無名指與小指掌骨之間的凹陷中，左右各一處。

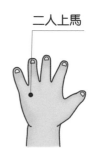
二人上馬

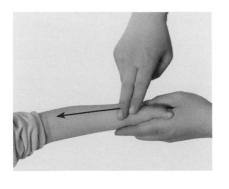

Step 3 大人用食指、中指指面，沿著幼兒三關從手腕推向手肘，重複約2分鐘（200次）。

位置 三關位於前臂橈側，從陽池到曲池所成的一直線，左右各一處。

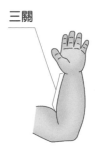
三關

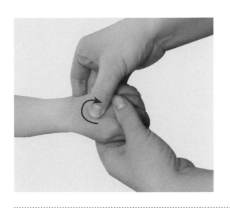

Step 4 大人用拇指指腹揉幼兒外
　　　　勞宮約2分鐘(100～200次)。
位置　　外勞宮位於手背，第2、3
　　　　掌骨之間，掌指關節後約
　　　　0.5寸處，左右各一穴。

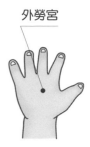

外勞宮

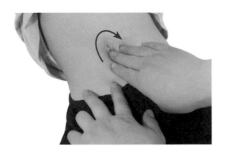

Step 5 大人用中指指腹給幼兒揉
　　　　中脘約1分鐘。
位置　　中脘位於上腹部，前正中
　　　　線上，肚臍中央上方4寸。

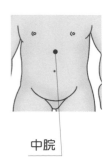

中脘

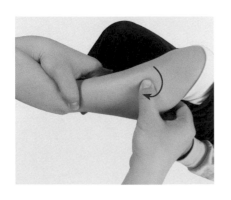

Step 6 大人用指腹給幼兒揉肚臍2～3分鐘。

Step 7 大人用拇指按揉幼兒腿部
　　　　足三里3分鐘。
位置　　足三里位於小腿前外側，
　　　　外膝眼（犢鼻）下3寸，
　　　　脛骨前緣外側約一橫指
　　　　處，左右各一穴。

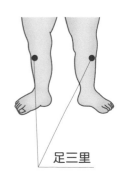

足三里

治療幼兒腹痛的食療驗方

茴香蛋

行氣健脾，止痛。

材料

小茴香10克、炮薑8克、雞蛋2顆。

作法

將小茴香、炮薑加水煎煮，打入雞蛋2顆食用即可，每日可食用3次。

適用對象

適用於12個月以上寒性腹痛的幼兒。

砂仁蓮子粥

和胃理氣，止痛。

材料

砂仁5克、蓮子20克、粳米50克。

作法

將砂仁、蓮子、粳米加水，熬煮至米爛即可，每日可食用3次。

適用對象

適用於12個月以上虛寒腹痛的幼兒。

案例分享

1

喬小妹妹，5歲

幼兒因過生日高興，飲食過急過飽，晚上出現脘腹脹滿，疼痛拒按、噯腐吞酸，瀉後痛減、時有嘔吐、吐物酸餿、夜臥不安、時時啼哭，苔多厚膩。

經辨證屬食積腹痛，治宜消食導滯，行氣止痛。給予清補脾經、揉板門、清大腸經、運內八卦、揉中脘、揉天樞、分推腹陰陽、捏肚角等治療1次後，症狀稍緩解。繼續上述治療後腹痛症狀好轉，叮囑幼兒家長近期飲食宜清淡少量。

2

孫小妹妹，3歲

幼兒腹部疼痛，陣陣發作、痛處喜暖、得溫則舒，遇寒痛甚。手腳發涼，舌淡紅，苔多白滑。

經辨證屬寒積腹痛，治宜溫中散寒，理氣止痛。給予補脾經、揉外勞宮、推三關、摩腹、揉肚臍、揉一窩風、捏肚角等治療後，腹痛減輕，手腳轉暖。

3

劉小弟弟，6歲

幼兒腹痛綿綿，時作時止，痛處喜溫喜按，精神倦怠、手腳清冷、食後腹脹、大便稀溏，唇色淡白。

經辨證屬虛寒腹痛，治宜溫中補虛，緩急止痛。給予補脾經、揉二人上馬、推三關、揉外勞宮、揉中脘、揉肚臍、揉足三里等治療後，腹痛症狀好轉。繼續治療2天後飲食量增加且食後再無腹脹症狀，手腳轉暖。叮囑幼兒家長少給幼兒食生冷瓜果。

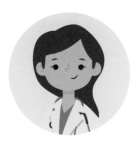

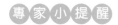 專家小提醒

1 不合宜的飲食習慣是導致腹痛的主要原因，因此，家長要在幼兒的飲食方面多注意，不要過食生冷瓜果，不過食油膩、煎炸食品，多食新鮮蔬菜。

2 腹痛幼兒要注意保暖，避免受外邪侵襲，飲食有節，勿暴飲暴食及過食生冷等。

嘔吐——理氣和胃，降氣止嘔

嘔吐是指胃內容物或一部分小腸內容物，通過食管逆流出口腔的一種複雜的反射動作，是幼兒常見的一種消化道症狀。嚴重的嘔吐常使體液喪失過多，出現氣陰虧損。長期反覆嘔吐，可能導致脾胃虛弱、氣血不足等後果。常見症狀為食後嘔吐、吐物酸臭或伴有清稀黏液，時有噁心、噯氣、脘腹脹滿、精神萎靡、面色蒼白或面紅耳赤、不願進食等。此外，幼兒在哺乳後乳汁自口角唇邊流出，稱為溢乳。多因哺乳過急過多所致，一般不視為疾病。

嘔吐產生的原因

引起嘔吐的原因很多，嘔吐又常見於某些急性傳染病（如日本腦炎）和某些急腹症（如腸梗阻、腸套疊）的先兆症狀，治療時必須注意鑒別，查明病因，不能單純見吐止吐，以免貽誤病情。

現代醫學認為，嘔吐可由許多疾病如胃腸道疾患、發燒、顱內感染、藥物以及食物中毒等引起。中醫認為，外感風寒、熱邪犯胃、內傷飲食、胃虛夾熱、胃陽虧虛以及脾胃虛寒等原因，均可引起胃失和降、胃氣上逆而致嘔吐。

治療嘔吐的基本手法

治療順序						
	直推膻中	分推腹陰陽	摩腹	按揉足三里	按揉內關	

治療時間	每日1次，3次為1個治療時間。

注意事項	1 幼兒推拿按摩的手法應輕重適宜，不要讓寶寶覺得不舒服。
	2 推拿按摩時，室內溫度應在22℃以上，防止寶寶著涼。

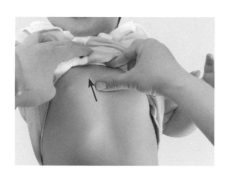

Step 1　讓幼兒躺好，露出腹部，大人用拇指直推膻中1～3分鐘。

位置　膻中位於胸部正中線上，平行第4條肋骨間，兩乳頭連線中點處。

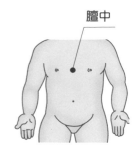

膻中

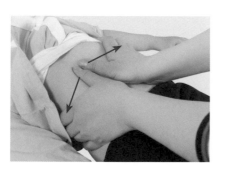

Step 2　讓幼兒躺好，露出腹部，大人用雙手拇指從肚臍向兩側分推腹陰陽2～3分鐘。

位置　腹陰陽位於中脘與兩脅下之軟肉處。

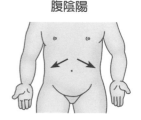

腹陰陽

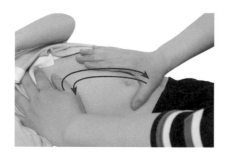

Step 3　大人用掌心給幼兒以順時針、逆時針方向各摩腹約1分鐘。

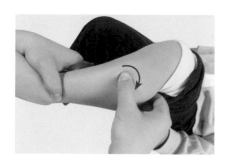

Step 4　大人用拇指按揉幼兒腿部足三里3分鐘。

位置　足三里位於小腿前外側，外膝眼（犢鼻）下3寸，脛骨前緣外側約一橫指處，左右各一穴。

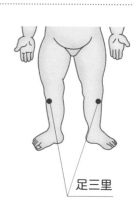

足三里

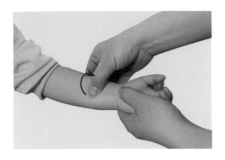

Step 5 大人用拇指按揉幼兒內
關約1分鐘。

位置 內關位於小臂掌側,腕
橫紋直上2寸,掌長肌
腱與橈側腕屈肌腱之
間,左右各一穴。

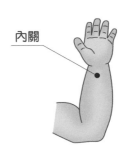

內關

不同類型的嘔吐治療方法

傷食吐型

症狀

嘔吐頻繁、口氣臭穢,嘔吐物常伴隨著未消化的乳塊或食物殘渣,大便量
多、氣味酸臭,或溏或秘(有可能會拉肚子或便秘)、腹部脹滿、吐後則
舒、噯腐厭食、矢氣惡臭(放出來的屁很臭),舌質淡,苔厚膩。

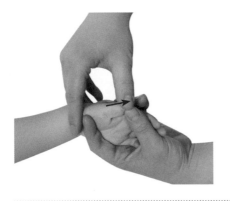

Step 1 大人用拇指從幼兒拇指指
根推向指尖,單方向直推
清脾經1分鐘(100次)。

位置 脾經位於拇指橈側緣赤白
肉際處,左右各一處。

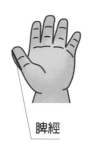

脾經

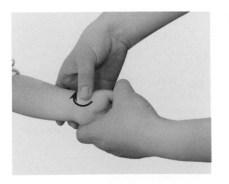

Step 2 大人用拇指按揉幼兒板
門2～3分鐘。

位置 板門位於手掌拇指本節
後,魚際肉處,左右各
一穴。

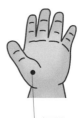

板門

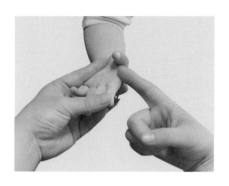

Step 3 大人用食指側面給幼
兒直推清大腸約2分鐘
（200次）。

位置　大腸位於食指橈側緣，從
食指指尖至虎口所成的一
直線，左右各一處。

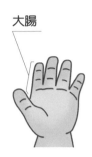

大腸

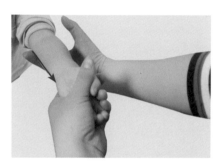

Step 4 大人用一手食指、中指
或拇指指面從幼兒手肘
推向手腕，退六腑2～3
分鐘（200～300次）。

位置　六腑位於前臂尺側，從
陰池至手肘所成的一直
線，左右各一處。

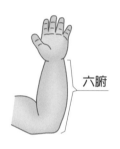

六腑

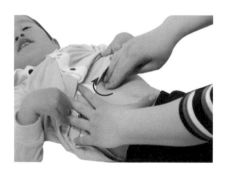

Step 5 大人用中指指腹給幼兒
揉中脘約1分鐘。

位置　中脘位於上腹部，前正中
線上，肚臍中央上方4寸。

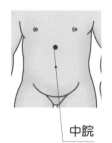

中脘

寒吐型

 起病較緩，嘔吐乳食不化，呈清稀黏液，無臭味，精神不振、面色蒼白、四肢稍涼、腹痛喜暖，腸鳴，大便溏薄，或為不消化食物，小便清長，舌質淡，苔薄白。

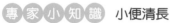 小便清長

指小便的次數和量都偏多，而且質地清稀，無明顯異味。

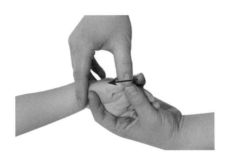

Step 1 大人用拇指從幼兒拇指指尖推向拇指指根，單方向直推補脾經3分鐘(300次)。

位置 脾經位於拇指橈側緣赤白肉際處，左右各一處。

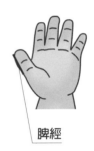

脾經

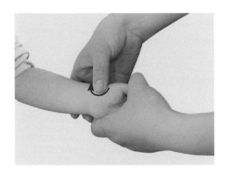

Step 2 大人用拇指按揉幼兒板門1分鐘。

位置 板門位於手掌拇指本節後，魚際肉處，左右各一穴。

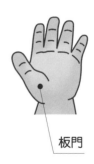

板門

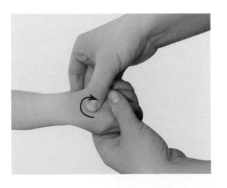

Step 3 大人用拇指指腹揉幼兒外勞宮約1分鐘。

位置 外勞宮位於手背，第2、3掌骨之間，掌指關節後約0.5寸處，左右各一穴。

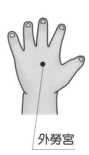

外勞宮

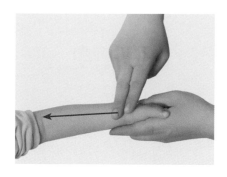

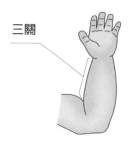

Step 4 大人用食指、中指指面，沿著幼兒三關從手腕推向手肘，重複約3分鐘（300次）。

位置 三關位於前臂橈側，從陽池到曲池所成的一直線，左右各一處。

三關

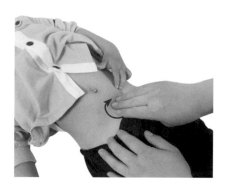

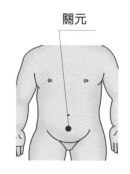

Step 5 大人用食指、中指指面點揉幼兒關元1分鐘。

位置 關元位於下腹部，前正中線上，肚臍中央下方3寸。

關元

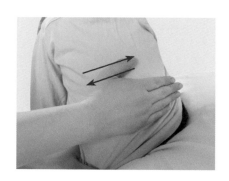

Step 6 大人用手掌快速橫擦幼兒肩背、腰部100次，以透熱為度。

熱吐型

症狀　食入即吐，嘔吐物酸臭或為黃水，身熱口乾口渴、口唇色紅、煩躁不安、胃脘脹痛，大便稀薄臭穢或秘結不通，小便色黃量少，舌質紅，苔黃。

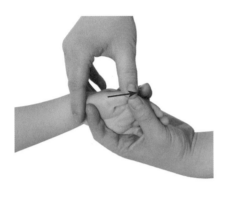

Step 1　大人用拇指從幼兒拇指指根推向指尖，單方向直推清脾經1分鐘（100次）。

位置　脾經位於拇指橈側緣赤白肉際處，左右各一處。

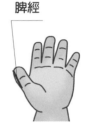

脾經

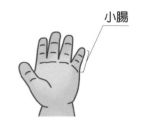

小腸

Step 2　大人用食指側面給幼兒直推清小腸經約2分鐘（200次）。

位置　小腸位於小指尺側邊緣，從指尖到指根所成的一直線，左右各一處。

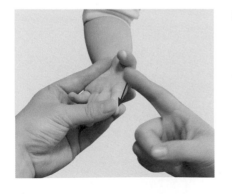

Step 3　大人用食指側面給幼兒直推清大腸約2分鐘（200次）。

位置　大腸位於食指橈側緣，從食指尖至虎口所成的一直線，左右各一處。

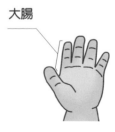

大腸

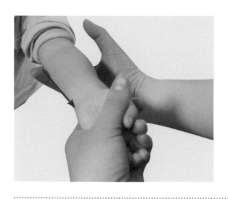

Step 4　大人用一手食指、中指或拇指指面從幼兒手肘推向手腕退六腑2～3分鐘（200～300次）。

位置　六腑位於前臂尺側，從陰池至手肘所成的一直線，左右各一處。

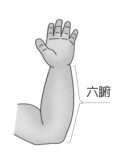

六腑

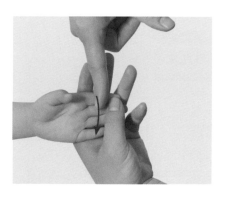

Step 5　大人用食指橫推幼兒四橫紋3～5分鐘。

位置　四橫紋位於手掌掌面，食指、中指、無名指、小指第1指間關節橫紋處，左右各一處。

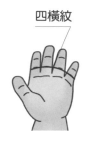

四橫紋

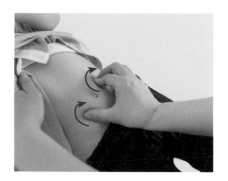

Step 6　大人用拇指、食指指腹按揉天樞約1分鐘。

位置　天樞位於中腹部，肚臍中央向兩旁測量2寸，左右各一穴。

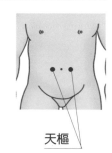

天樞

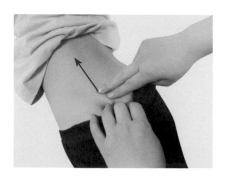

Step 7　大人用食指、中指指腹給幼兒上推七節骨3分鐘。

位置　七節骨位於從命門至尾椎骨端（長強穴）所成的一直線。

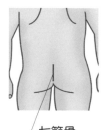

七節骨

虛火吐型

症狀

時作於嘔，咽乾舌燥唇紅，不欲進食、兩顴發紅、手腳心熱、大便乾結、小便黃赤，舌尖紅，苔少而乾。

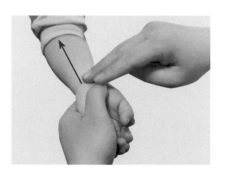

Step 1 大人用食指、中指從幼兒手腕推向手臂肘中央清天河水2～3分鐘（約300次）。

位置 天河水位於前臂正中央，從總筋到曲澤所成的一直線，左右各一處。

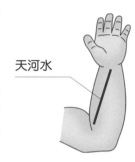

天河水

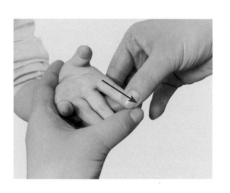

Step 2 大人用拇指指腹給幼兒清肝經約2分鐘（200次）。

位置 肝經位於食指掌面，自指尖至指根成一直線，左右各一處。

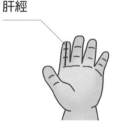

肝經

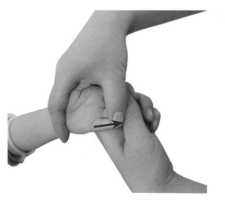

Step 3 大人用拇指側面給幼兒直推補腎經約3分鐘（300次）。

位置 腎經位於小指掌面，自指尖至指根成一直線，左右各一處。

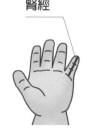

腎經

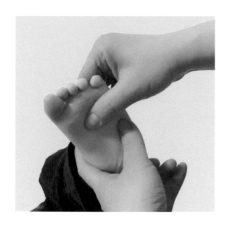

Step 4　大人用拇指指腹給幼兒
　　　　直推腳底湧泉300次。

位置　　湧泉位於腳底，第2、3
　　　　趾趾縫紋頭端與腳跟連
　　　　線的前1/3處，即腳底彎
　　　　曲時，腳心前1/3的凹陷
　　　　中，左右各一穴。

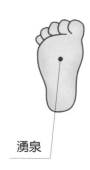

湧泉

治療幼兒嘔吐的食療驗方

山楂汁

促進消化液的分泌，止吐。

材料	作法	適用對象
山楂100克、白糖25克。 	將山楂洗淨去核、切碎，濃煎成汁，倒入白糖攪拌均勻。每次服50毫升，1日3次，連服3日。	8個月以上嘔吐的幼兒。

蘿蔔子飲

降氣止嘔。

材料	作法	適用對象
蘿蔔子30克。 	將蘿蔔子微炒，加水煎服，須少量多次服用。	因麵食及豆類所傷，引起嘔吐的幼兒。

蘿蔔汁

降氣止嘔。

材料	作法	適用對象
蘿蔔1個。	將蘿蔔洗淨，切成碎塊、搗爛、榨汁，隔水燉熟。每次飲用15毫升，每日數次。	因麵食及豆類所傷，引起嘔吐的幼兒。

焦山楂汁

消食導滯，改善嘔吐。

材料	作法	適用對象
焦山楂10～15克。	將焦山楂加水煎好，少量頻繁服用。	因油膩所傷及奶品所傷，引起嘔吐的幼兒。

麥芽雞內金

消除各種消化不良的症狀，減輕腹脹、腸內異常發酵、口臭、大便不成形。

材料	作法	適用對象
炒麥芽15克、雞內金10克。	將炒麥芽、雞內金放入鍋中，加水煎好。	因一切飲食所傷，引起嘔吐的幼兒。

茴香粥

理氣和胃，開胃進食而止嘔吐。

材料	作法	適用對象
小茴香3～5克、白米適量。	將白米洗淨，加適量水，小火煮成粥，調入小茴香至沸騰數次，早晚溫服。	有胃寒嘔吐症狀的幼兒。

案例分享

1

謝小妹妹，1.5歲

幼兒因餵養不當，乳食過多，近2天出現嘔吐酸餿乳塊、腹部脹滿、吐後則舒、噯腐厭食、大便酸臭，舌質淡，苔厚膩。

經辨證屬傷食吐，治宜消食導滯，和中降逆。給予補脾經、揉中脘、按揉足三里、清板門、運內八卦、掐揉四橫紋、橫紋推向板門治療3次後，嘔吐、納差症狀減輕。繼續推拿2次後痊癒。

2

徐小妹妹，5歲

幼兒平日喜歡喝冷飲，近3月常嘔吐、吐物不化、無臭味、精神不振、面色蒼白、四肢欠溫、腹痛喜暖，腸鳴，大便完穀不化，舌質淡，苔薄白。

經辨證屬寒吐，治宜溫中散寒，和胃降逆。給予補脾經、揉外勞、橫紋推向板門、推三關、揉中脘治療3次後，嘔吐較前減輕，飲食好轉，大便成形。囑幼兒少吃冷飲，注意飲食調整，配合推拿治療10次，嘔吐症狀消除，飲食大增。

3

趙小弟弟，4歲

幼兒平日喜歡吃油炸食品，近2天出現食入即吐、胃脘脹痛、嘔吐物酸臭、身熱煩躁、口渴吸飲、唇乾面赤、大便秘結，小便黃赤，舌質紅，苔黃。

經辨證屬熱吐，治宜清熱和胃，降逆止嘔。給予清脾胃、清大腸、退六腑、運內八卦、橫紋推向板門、推下七節骨治療3次後，嘔吐等症狀減輕。囑幼兒平素少吃油炸食品，繼續推拿2次後痊癒。

4

劉小妹妹，3.5歲

幼兒近1月時時作嘔，不欲進食、口燥咽乾、兩顴發紅、手腳心熱，時有盜汗，大便乾結、小便黃赤，舌尖紅，苔少而乾。

經辨證屬虛火吐，治宜滋養胃陰，降逆止嘔。給予清脾胃、清天河水、清肝經、補腎經、推湧泉、掐揉二人上馬、揉中脘治療1周，幼兒嘔吐症狀減輕，大便正常。繼續推拿2周，幼兒嘔吐消失，食慾大增，盜汗等症狀消失。

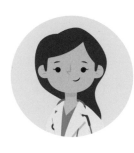

 專 家 小 提 醒

1 嘔吐時，家長要立即將兒童的頭側向一邊，以免嘔吐物嗆入氣管引起吸入性肺炎。
2 幼兒嘔吐時不要餵奶、餵藥，也不要隨意搬動。
3 注意飲食調節，平時餵食要定時定量，多服各種維生素、蛋白質，少進脂肪，斷乳前後要逐漸增加輔食。
4 嚴重嘔吐可導致體液失衡、代謝紊亂，應該及時就醫，避免延誤病情。

腹瀉──清熱利濕，健脾止瀉

　　幼兒腹瀉為大便次數比平時增多及大便狀態有改變（如稀便、水樣便、黏液便或膿血便），尤其6個月至2歲嬰幼兒的發病率較高，為中國兒科重點防治的四大症狀之一。幼兒腹瀉是造成幼兒營養不良、生長發育障礙及死亡其中的主要原因。在中國雖然由於幼兒營養情況及醫療條件的改善，由腹瀉病引起的死亡率明顯地下降了，但其發病率仍高。

腹瀉產生的原因

　　幼兒腹瀉是一組由多病原、多因素引起的幼兒常見病，多發生在夏秋季節。脾胃運化失職、消化不佳，導致水分的代謝失常，造成腹瀉。。

　　中醫認為幼兒脾常不足，易因乳食不節（哺乳不當）或不潔，或感受風寒、暑濕（夏天因濕氣重導致的感冒）等外邪損傷脾胃，或因先天稟賦不足、後天失養、久病不癒等致脾胃虛弱或脾腎陽虛。

治療腹瀉的基本手法

治療順序   ▶ ▶  ▶ ▶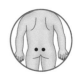

摩腹　　　上推七節骨　　點按脾俞　　　點按胃俞　　　點按大腸俞

治療時間　以上手法操作30分鐘，每日1次、3次為1個治療時間。

注意事項
1 操作手法要柔和適宜，先慢後快，先輕後重。
2 力道求著力均勻，輕而不浮、重而不滯、快而不亂，慢而不澀。
3 切勿擦傷幼兒皮膚；其次，強刺激手法要最後操作，以免幼兒哭鬧影響後面的治療。

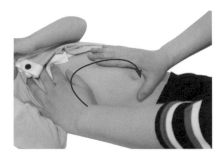

Step 1　讓幼兒仰臥，大人用手掌以順時針方向，揉摩
　　　　幼兒整個腹部5分鐘。

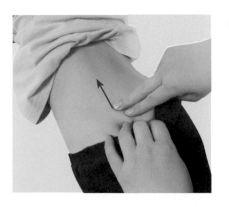

Step 2　大人用食指、中指指
　　　　腹給幼兒上推七節骨3
　　　　分鐘。

位置　　七節骨位於從命門至
　　　　尾椎骨端（長強穴）
　　　　所成的一直線。

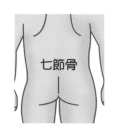

Step 3　讓幼兒俯臥，大人用雙
　　　　手拇指點按脾俞20次。

位置　　脾俞位在背部，第11胸
　　　　椎棘突下，向兩旁測量
　　　　1.5寸，左右各一穴。

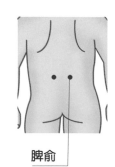

Step 4　讓幼兒俯臥，大人用雙
　　　　手拇指點按胃俞20次。

位置　　胃俞位在背部，第12胸
　　　　椎棘突下，向兩旁測量
　　　　1.5寸，左右各一穴。

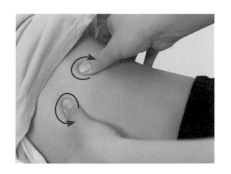

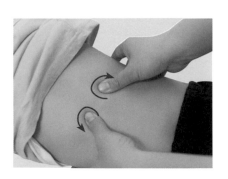

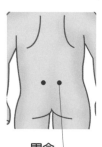

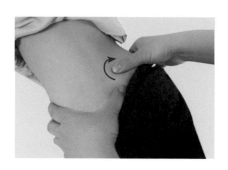

Step 5　讓幼兒俯臥，大人用拇
　　　　指點按大腸俞20次。
位置　　大腸俞位在腰部，第4
　　　　腰椎棘突下，向兩旁測
　　　　量1.5寸，左右各一穴。

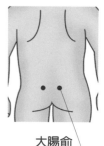

大腸俞

不同類型的腹瀉治療方法

傷食瀉

症狀

脘腹脹滿、肚腹作痛、痛則欲瀉、瀉後痛減、糞便酸臭，或如敗卵、噯氣酸
餿，或欲嘔吐、不思乳食、夜臥不安、舌苔厚膩，或微黃，宜消食化積。

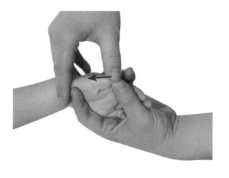

Step 1　大人用拇指從幼兒拇指指
　　　　尖推向拇指根，單方向直
　　　　推補脾經5分鐘。
位置　　脾經位於拇指橈側緣赤白
　　　　肉際處，左右各一處。

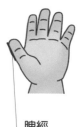

脾經

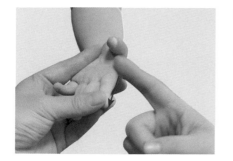

Step 2　大人用食指側面給幼兒直
　　　　推清大腸約4分鐘(400次)。
位置　　大腸位於食指橈側緣，從
　　　　食指尖至虎口所成的一直
　　　　線，左右各一處。

大腸

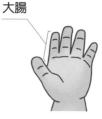

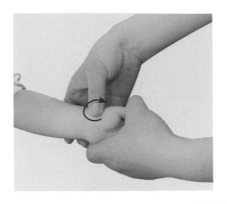

Step 3 大人用拇指按揉幼兒板門 2～3分鐘。

位置 板門位於手掌拇指本節 後，魚際肉處，左右各 一穴。

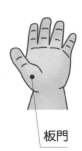

板門

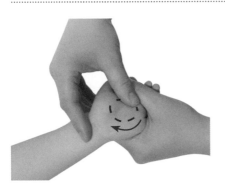

Step 4 大人用拇指在幼兒手掌掌 面運內八卦，以順時針方 向畫圓圈推動2～3分鐘 （200～300次）。

位置 內八卦位於手掌掌面，以 掌心（勞宮）為圓心，圓 心至中指根橫紋內2/3和 外1/3交界點為半徑，畫 一圓即是，左右各一處。

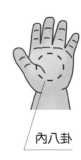

內八卦

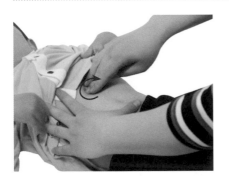

Step 5 大人用中指指腹給幼兒揉 中脘2～3分鐘。

位置 中脘位於上腹部，前正中 線上，肚臍中央上方4寸。

中脘

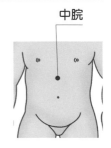

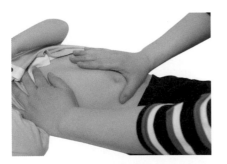

Step 6 大人用掌心給幼兒摩腹2～3分鐘（200～300次）。

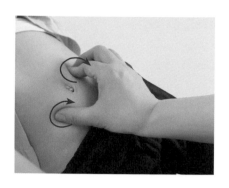

Step 7 大人用拇指、食指指腹
按揉天樞約2～3分鐘。

位置　天樞位於中腹部，肚臍
中央向兩旁測量2寸，左
右各一穴。

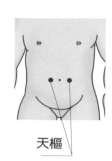

天樞

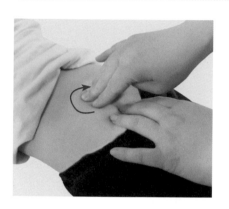

Step 8 大人用指腹按揉龜尾2～
3分鐘。

位置　龜尾位於尾椎骨端（相
當於長強穴）。

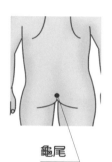

龜尾

風寒瀉

症狀

泄瀉清稀、中有泡沫、臭氣不甚、腸鳴腹痛，或兼惡寒發燒，舌苔白膩。宜
疏風散寒。

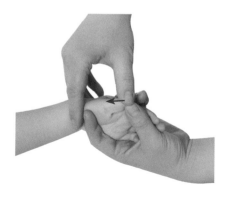

Step 1 大人用拇指從幼兒拇指
指尖推向拇指指根，單
方向直推補脾經3分鐘
（約300次）。

位置　脾經位於拇指橈側緣赤白
肉際處，左右各一處。

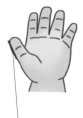

脾經

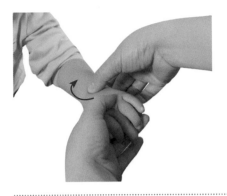

Step 2 大人用拇指指腹揉幼兒
一窩風2～3分鐘。

位置 一窩風位於手背,腕橫
紋正中凹陷處,左右各
一穴。

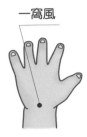
一窩風

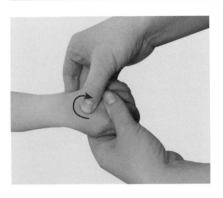

Step 3 大人用拇指指腹揉幼兒
外勞宮2～3分鐘。

位置 外勞宮位於手背,第
2、3掌骨之間,掌指關
節後約0.5寸處,左右各
一穴。

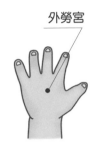
外勞宮

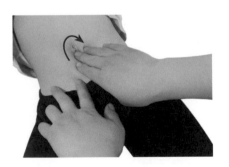

Step 4 大人用指腹給幼兒揉肚臍2～3分鐘。

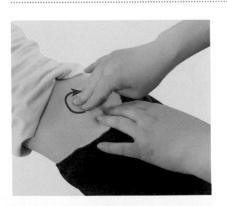

Step 5 大人用指腹按揉幼兒龜尾
2～3分鐘。

位置 龜尾位於尾椎骨端(相當於
長強穴)。

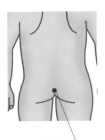
龜尾

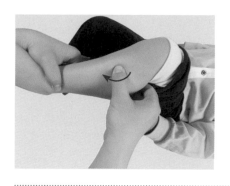
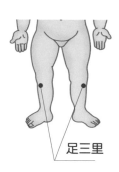

Step 6　大人拇指按揉幼兒腿部
　　　　足三里3分鐘。
位置　　足三里位於小腿前外
　　　　側，外膝眼（犢鼻）下3
　　　　寸，脛骨前緣外側約一
　　　　橫指處，左右各一穴。

足三里

濕熱瀉

症狀　瀉下稀薄，水分較多，糞色深黃而臭，或見適量黏液，腹部時感疼痛、食慾缺
乏、肢體倦怠，發燒或未發燒，口渴、小便短黃，舌苔黃膩，宜清熱利濕。

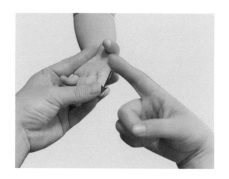
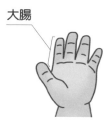

Step 1　大人用食指側面給幼
　　　　兒直推清大腸約3分鐘
　　　　（300次）。
位置　　大腸位於食指橈側
　　　　緣，從食指尖至虎口
　　　　所成的一直線。

大腸

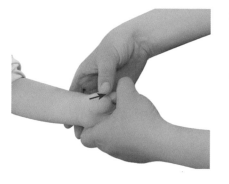
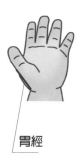

Step 2　大人用拇指指腹給
　　　　幼兒清胃經約2分鐘
　　　　（200次）。
位置　　胃經位在拇指指根，
　　　　從腕橫紋至拇指根橫
　　　　紋，大魚際肌的外側
　　　　緣，左右各一處。

胃經

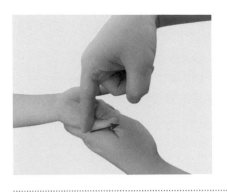

Step 3 大人用食指側面給幼
兒直推清小腸經約2分
鐘（200次）。

位置 小腸位於小指尺側邊
緣，從指尖到指根所
成的一直線，左右各
一處。

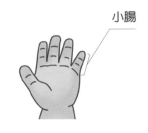

小腸

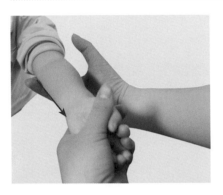

Step 4 大人用一手食指、中
指或拇指指面自幼兒
手肘推向手腕退六腑3
分鐘（300次）。

位置 六腑位於前臂尺側，從
陰池至手肘所成的一直
線，左右各一處。

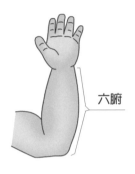

六腑

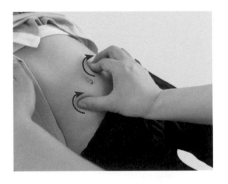

Step 5 大人用拇指、食指指腹
按揉天樞約2～3分鐘。

位置 天樞位於中腹部，肚
臍中央向兩旁測量2
寸，左右各一穴。

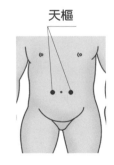

天樞

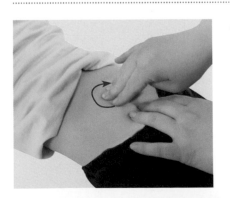

Step 6 大人用指腹按揉龜尾
2～3分鐘。

位置 龜尾位於尾椎骨端
（相當於長強穴）。

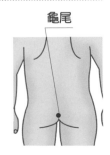

龜尾

脾虛瀉

症狀

大便稀溏，多見食後作瀉、色淡不臭、時輕時重、面色萎黃、肌肉消瘦、神疲倦怠，舌淡苔白，且易反覆發作。宜健脾益氣。

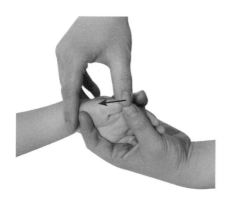

Step 1 大人用拇指從幼兒拇指指尖推向拇指指根，單方向直推補脾經5分鐘。

位置　脾經位於拇指橈側緣赤白肉際處，左右各一處。

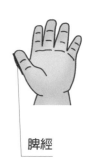

脾經

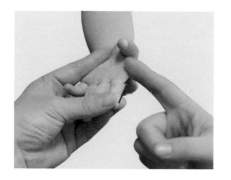

Step 2 大人用食指側面給幼兒直推補大腸約2分鐘（200次）。

位置　大腸位於食指橈側緣，從食指尖至虎口所成的一直線，左右各一處。

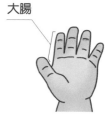

大腸

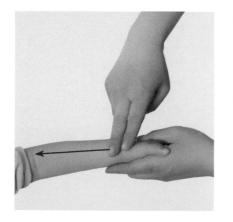

Step 3 大人用食指、中指指面，沿著幼兒三關從手腕推向手肘，重複約2分鐘（200次）。

位置　三關位於前臂橈側，從陽池到曲池所成的一直線，左右各一處。

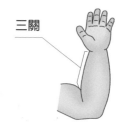

三關

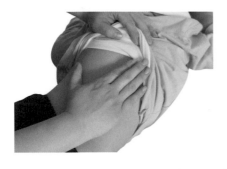

Step 4 讓幼兒仰臥，大人用手掌在肚臍及周圍揉2～3
分鐘，以幼兒腹部有溫熱感為宜。

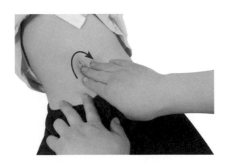

Step 5 大人用指腹給幼兒揉肚臍2～3分鐘。

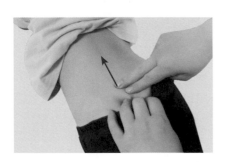

Step 6 大人用食指、中指指
腹給幼兒上推七節骨
2～3分鐘。

位置 七節骨位於從命門至
尾椎骨端（長強穴）
所成的一直線。

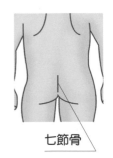

七節骨

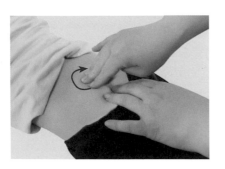

Step 7 大人用指腹按揉幼兒
龜尾2～3分鐘。

位置 龜尾位於尾椎骨端
（相當於長強穴）。

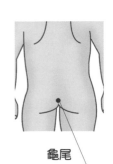

龜尾

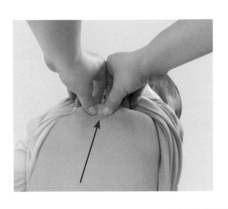

Step 8　讓幼兒俯臥，大人
　　　　用拇指、食指由下
　　　　而上捏脊3～5次。
位置　　捏脊處位於脊背的
　　　　正中線，從尾骨部
　　　　起至第7頸椎。

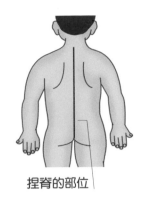

捏脊的部位

脾腎陽虛瀉

症狀

久瀉不止、食入即瀉、糞質清稀、完穀不化，或見脫肛，形寒肢冷、面色㿠白（即面部白的發亮，沒血色）、精神萎靡、睡時露睛（幼兒睡覺時眼睛露縫），舌淡苔白，脈細弱，宜補脾溫腎。

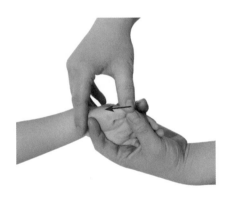

Step 1　大人用拇指從幼兒拇指
　　　　指尖推向拇指指根，單
　　　　方向直推補脾經3分鐘
　　　　（300次）。
位置　　脾經位於拇指橈側緣赤
　　　　白肉際處，左右各一處。

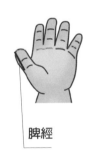

脾經

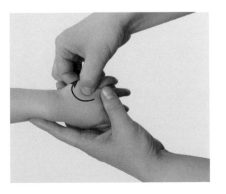

Step 2　大人用拇指按揉幼兒二
　　　　人上馬約5分鐘。
位置　　二人上馬位於手掌背
　　　　部，無名指與小指掌骨
　　　　之間的凹陷中，左右各
　　　　一處。

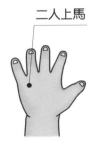

二人上馬

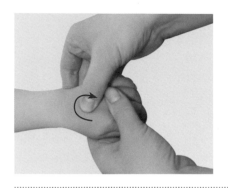

Step 3 大人用拇指指腹揉幼兒
外勞宮2～3分鐘（200～
300次）。

位置 外勞宮位於手背，第2、3
掌骨之間，掌指關節後約
0.5寸處，左右各一穴。

外勞宮

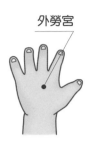

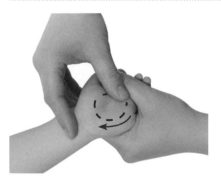

Step 4 大人用拇指在幼兒手掌掌
面運內八卦，以順時針方
向畫圓圈推動2～3分鐘
（200～300次）。

位置 內八卦位於手掌掌面，以
掌心（勞宮）為圓心，圓
心至中指根橫紋內2/3和
外1/3交界點為半徑，畫
一圓即是，左右各一處。

內八卦

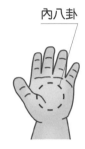

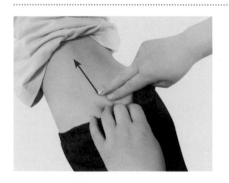

Ste 5 大人用食指、中指指腹給
幼兒上推七節骨3分鐘。

位置 七節骨位於從命門至尾椎
骨端（長強穴）所成的一
直線。

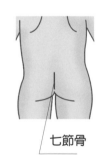

七節骨

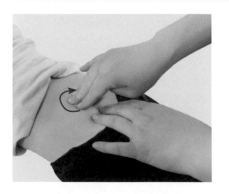

Step 6 大人用指腹按揉幼兒龜尾
2～3分鐘。

位置 龜尾位於尾椎骨端（相當
於長強穴）。

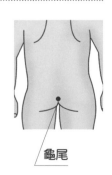

龜尾

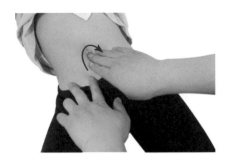

Step 7　大人用指腹給幼兒揉肚臍2～3分鐘。

治療幼兒腹瀉的食療驗方

山藥蛋黃粥

固腸胃，止瀉。

材料	作法	適用對象

山藥500克、雞蛋黃2顆。

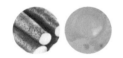

將山藥去皮搗碎，加適量水，先用大火燒開後以小火煮10分鐘、調入雞蛋黃，再煮3分鐘即可，需分數次食用。

適用於8個月以上腹瀉的幼兒。

扁豆茯苓車榴湯

固腸胃，止瀉。

材料	作法	適用對象

扁豆30克、茯苓50克、車前子12克、石榴皮15克。

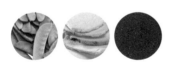

取扁豆、茯苓、車前子用布包好，加上石榴皮四味一起放入砂鍋，加適量水，煎湯服用。

適用於2歲以上腹瀉的幼兒。

八寶粥

固腸胃，止瀉。

材料	作法	適用對象
茯苓、太子參、白術、扁豆、芡實、山藥、蓮肉、炒薏苡仁各10克，糯米50克。	將茯苓、太子參、白術、扁豆，加水煎湯，去渣取汁，再加入芡實、山藥、蓮肉、炒薏苡仁、糯米煮粥食用。	適用於12個月以上腹瀉的幼兒。

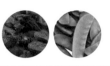

萊菔內金山藥粥

固腸胃，止瀉。

材料	作法	適用對象
萊菔子9克、雞內金6克，山藥、白糖各適量。	將山藥研磨成粉末，加入萊菔子、雞內金的煎液中煮沸成粥，調入白糖後服用。1周歲以內幼兒日服10克，分2～3次煮粥服用；1周歲以上幼兒酌情加量，連服3～5日。	適用於不同階段的腹瀉幼兒。

扁豆菜

固腸胃，止瀉。

材料	作法	適用對象
茶葉9克、白扁豆9克、白糖50克。	將茶葉、白扁豆、白糖加水煮沸。溫飲，每日1劑，連服3日。	適用於2歲以上的腹瀉幼兒。

柿餅栗子糊

固腸胃，止瀉。

材料	作法	適用對象
栗子肉15克、柿餅半個。	將栗子肉、柿餅一起磨成糊狀煮熟，每日1劑，分2次食用。	適用於2歲以上的腹瀉幼兒。

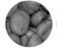

案例分享

1

孫小弟弟，4歲

幼兒3天前因飲食過量引起腹瀉，糞便稀溏，夾有食物殘渣，氣味酸臭，伴有噁心、食慾不振、口臭，便前常有哭鬧不安，舌苔厚膩。

經辨證屬傷食瀉，治宜消食導滯，健脾和中。給予補脾經、清大腸、揉板門、運內八卦、揉天樞、揉中脘、揉龜尾治療2天後症狀好轉，大便成形。飲食較前改善，繼續推拿2次以鞏固療效。

2

李小妹妹，3歲

幼兒1天前因汗出吹風受寒引起腹瀉，便稀色淡、帶有泡沫、臭味較輕，腹痛腸鳴，伴惡寒、發燒、鼻塞流涕，口不渴，舌苔白膩。

經辨證屬風寒瀉，治宜溫陽散寒，化濕止瀉。給予推三關、揉外勞宮、補脾經、補大腸、摩腹、揉肚臍、推上七節骨、揉龜尾治療2日後大便成形。又按上法推拿1次後痊癒。

3

吳小弟弟，2歲

幼兒2天前出現腹瀉，腹痛即瀉，突然反覆拉肚子，色褐而臭、夾有黏液，伴發燒口渴，肛門灼熱、小便短少，舌質紅，苔黃膩。

經辨證屬濕熱瀉，治宜清熱利濕，調中止瀉。給予清脾胃、清大腸、清小腸、退六腑、揉天樞、揉龜尾治療3天後痊癒。

4

劉小弟弟，2.5歲

幼兒食慾欠佳，體型偏瘦。有慢性腹瀉病史半年，時瀉時止，反覆發作，大便稀薄，糞便中有食物殘渣，面色少華，神疲食慾不振，舌質淡，苔薄膩。

經辨證屬脾虛瀉，治宜健脾益氣，溫陽止瀉。給予補脾經、補大腸、推三關、摩腹、揉肚臍、推上七節骨、揉龜尾、捏脊治療2天後大便成形，飲食較前改善。囑飲食調養，繼續推拿1周後幼兒症狀好轉，食量、大便正常。

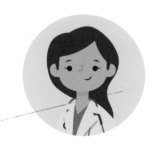

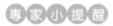 專家小提醒

1 本病按摩治療有效，但不排除其他療法，特別是有感染因素的，可同時應用抗生素等藥物治療，如出現脫水和中毒症狀，更應及時給予靜脈輸液等治療。
2 應注意護理，餵養要定時定量，不吃不潔食物。
3 注意保護腹部，勿使受涼，每次便後用溫水洗淨肛門，勤換尿布。
4 要細嚼慢嚥，以減輕胃腸負擔。對食物充分咀嚼次數愈多，隨之分泌的唾液也愈多，對胃黏膜有保護作用。

便秘──消積導滯，潤腸通便

便秘是指大便乾結，排便時間延長或排便不通暢。常見症狀除大便難解外，還可見脘腹不適、胸部憋悶、飲食不香，甚至脾氣暴躁、哭鬧不寧等狀況。

便秘產生的原因

常見原因為，幼兒生活制度無規律和缺乏養成按時排便的習慣，以致排便時難以形成條件反射。或由飲食不節，病久造成營養不良；常用瀉劑產生腹肌瘦弱鬆弛而便秘。

母乳餵養不足，飲食以配方奶粉或牛奶餵養為主，又沒有注意添加有益排便的輔食，故導致幼兒產生便秘。到幼兒期，若以精細軟類幼兒食品為主食，或不習慣幼稚園全托環境，有大便常憋著，不規律地排便，使腸道動力紊亂，更容易發生便秘。

治療便秘的基本手法

治療順序

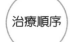 清大腸 ▶ 退六腑 ▶ 摩腹 ▶  下推七節骨 ▶ 揉龜尾

治療時間　每日1次，5次為1個治療時程。

注意事項
1 幼兒推拿按摩的手法應輕重適宜，不要讓幼兒覺得不舒服。
2 推拿按摩時，室內溫度應在22℃以上，防止幼兒著涼。
3 本手法不宜在飯前空腹或飯後立即進行。

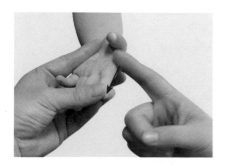

Step 1 大人用食指側面給幼兒直推清大腸約2分鐘（200次）。

位置　大腸位於食指橈側緣，從食指尖至虎口所成的一直線，左右各一處。

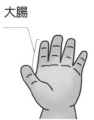
大腸

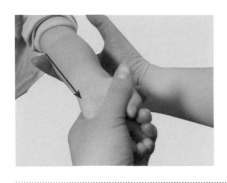

Step 2 大人用一手食指、中
指或拇指指面自幼兒
手肘推向手腕退六腑
2～3分鐘。

位置　六腑位於前臂尺側，
從陰池至手肘所成的
一直線，左右各一處。

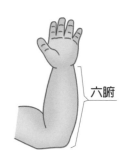

六腑

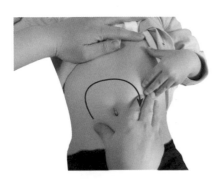

Step 3 讓幼兒仰臥，大人用手掌以順時針方向，揉摩
幼兒整個腹部5分鐘。

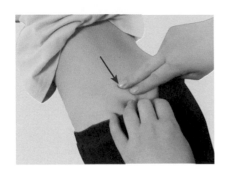

Step 4 大人用食指、中指指
腹給幼兒下推七節骨
3分鐘。

位置　七節骨位於從命門至
尾椎骨端（長強穴）
所成的一直線。

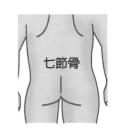

七節骨

專 家 小 知 識　七節骨

上推七節骨能治療腹瀉，下推七節骨可治療便秘。

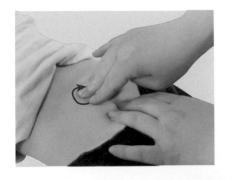

Step 5 大人用指腹按揉幼兒
龜尾2～3分鐘。

位置　龜尾位於尾椎骨端
（長強穴）。

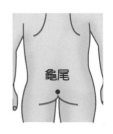

龜尾

不同類型的便秘治療方法

食積便秘

面色少華、不思納食,或食物無味、拒進飲食、形體偏瘦,而精神狀態一般無特殊異常,大小便均基本正常,舌苔白或薄膩,宜清胃和脾。

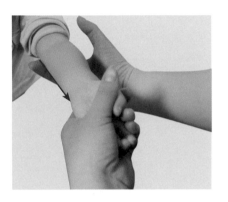

Step 1 大人用一手食指、中指或拇指指面從幼兒手肘推向手腕退六腑2～3分鐘。

位置 六腑位於前臂尺側,從陰池至手肘所成的一直線,左右各一處。

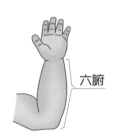

六腑

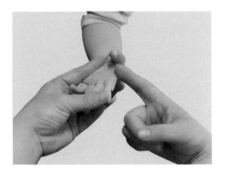

Step 2 大人用食指側面給幼兒直推清大腸約2分鐘(200次)。

位置 大腸位於食指橈側緣,從食指尖至虎口所成的一直線,左右各一處。

大腸

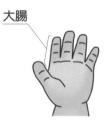

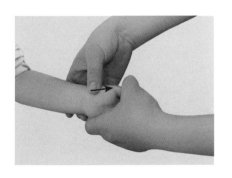

Step 3 大人用拇指指腹給幼兒清胃經約3分鐘(300次)。

位置 胃經位於拇指指根,從腕橫紋至拇指根橫紋,大魚際肌的外側緣,左右各一處。

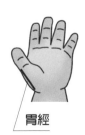

胃經

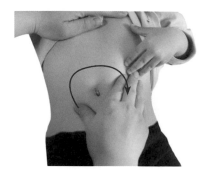

Step 4 讓幼兒仰臥，大人用手掌以順時針方向，揉摩幼兒整個腹部2～3分鐘。

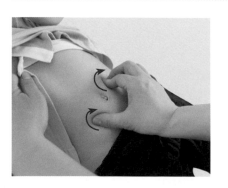

Step 5 大人用拇指、食指指腹按揉天樞2～3分鐘。

位置 天樞位於中腹部，肚臍中央向兩旁測量2寸，左右各一穴。

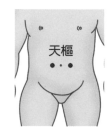

Step 6 大人用食指、中指指腹給幼兒下推七節骨2～3分鐘。

位置 七節骨位於從命門至尾椎骨端（長強穴）所成的一直線。

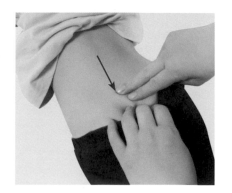

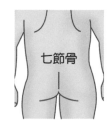

燥熱便秘

症狀

大便乾結、排出困難，或腹脹不適，兼嘔吐，或口臭唇瘡、面赤身熱，苔黃燥，宜清熱潤腸通便。

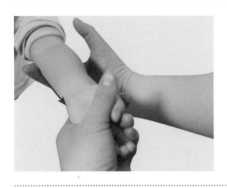

Step 1 大人用一手食指、中指或拇指指面自幼兒手肘推向手腕退六腑2～3分鐘（200～300次）。

位置 六腑位於前臂尺側，從陰池至手肘所成的一直線，左右各一處。

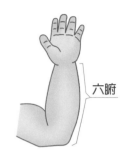

六腑

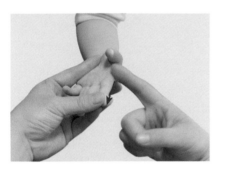

Step 2 大人用食指側面給幼兒直推清大腸約2分鐘（200次）。

位置 大腸位於食指橈側緣，從食指尖至虎口所成的一直線，左右各一處。

大腸

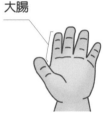

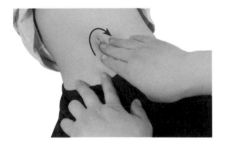

Step 3 大人用指腹給幼兒揉肚臍2～3分鐘。

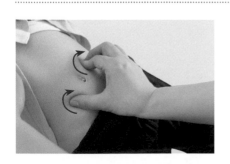

Step 4 大人用拇指、食指指腹按揉天樞2～3分鐘。

位置 天樞位於中腹部，肚臍中央向兩旁測量2寸，左右各一穴。

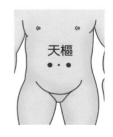

天樞

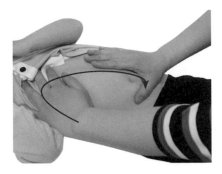

Step 5 大人用掌心給幼兒摩腹約3分鐘（300次）。

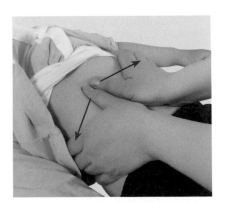

Step 6 讓幼兒躺好，露出腹
部，大人用雙手拇指從
肚臍向兩側分推腹陰陽
2～3分鐘。

位置 腹陰陽位於中脘與兩脅
下之軟肉處。

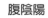
腹陰陽

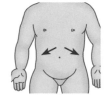

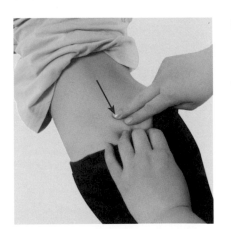

Step 大人用食指、中指指腹
給幼兒下推七節骨2～3
分鐘。

位置 七節骨位於從命門至尾
椎骨端（長強穴）所成
的一直線。

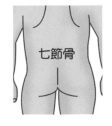
七節骨

氣滯便秘

症狀

胸脅脹滿、噫氣頻作、胃納（食量）減少、欲便不通，甚則腹脹疼痛，舌苔紅，苔薄白膩。宜疏肝運脾，導滯通便。

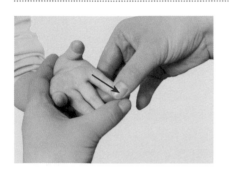

Step 1 大人用拇指指腹給幼兒清肝經約2分鐘(200次)。

位置　肝經位於食指掌面，從指尖至指根成一直線，左右各一處。

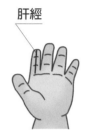

肝經

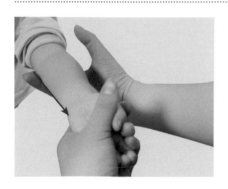

Step 2 大人用一手食指、中指或拇指指面自幼兒手肘推向手腕退六腑2～3分鐘（200～300次）。

位置　六腑位於前臂尺側，從陰池至手肘所成的一直線，左右各一處。

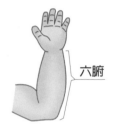

六腑

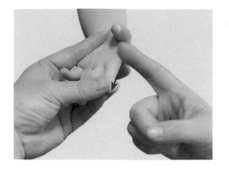

Step 3 大人用食指側面給幼兒直推清大腸約2分鐘（200次）。

位置　大腸位於食指橈側緣，從食指尖至虎口所成的一直線，左右各一處。

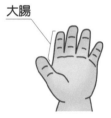

大腸

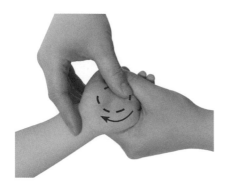

Step 4 大人用拇指在幼兒手掌掌面運內八卦，以順時針方向畫圓圈推動2～3分鐘（200～300次）。

位置 內八卦位於手掌掌面，以掌心（勞宮）為圓心，圓心至中指根橫紋內2/3和外1/3交界點為半徑，畫一圓即是，左右各一處。

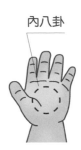

內八卦

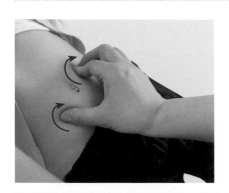

Step 5 大人用拇指、食指指腹按揉天樞2～3分鐘。

位置 天樞位於中腹部，肚臍中央向兩旁測量2寸，左右各一穴。

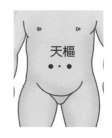

天樞

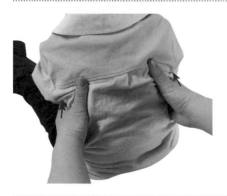

Step 6 大人用掌心給幼兒搓摩脅肋2～3分鐘，以有熱感為宜。

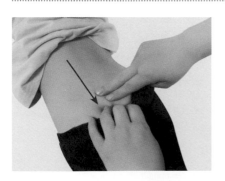

Step 7 大人用食指、中指指腹給幼兒下推七節骨3分鐘。

位置 七節骨位於從命門至尾椎骨端（長強穴）所成的一直線。

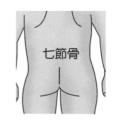

七節骨

氣虛便秘

症狀

神疲乏力、面色㿠白、時有便意，大便不乾硬，但努掙乏力，用力則汗出短氣，便後疲乏，舌淡苔薄，宜益氣潤腸通便。

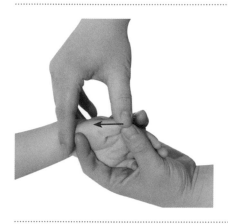

Step 1 大人用拇指從幼兒拇指指尖推向拇指指根，單方向直推補脾經3分鐘（300次）。

位置　脾經位於拇指橈側緣赤白肉際處，左右各一處。

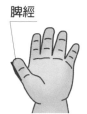

脾經

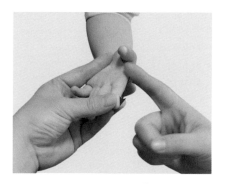

Step 2 大人用食指側面給幼兒直推清大腸約2分鐘（200次）。

位置　大腸位於食指橈側緣，從食指尖至虎口所成的一直線，左右各一處。

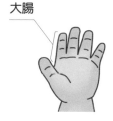

大腸

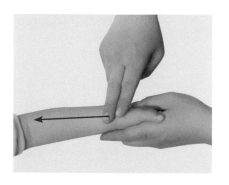

Step 3 大人用食指、中指指面，沿幼兒三關從手腕推向手肘，重複約2分鐘（200次）。

位置　三關位於前臂橈側，從陽池到曲池所成的一直線，左右各一處。

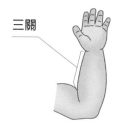

三關

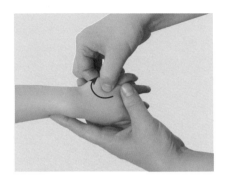

Step 4 大人用拇指按揉幼兒
二人上馬約5分鐘。

位置 二人上馬位於手掌背
部，無名指與小指掌
骨之間的凹陷中，左
右各一處。

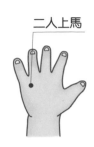

二人上馬

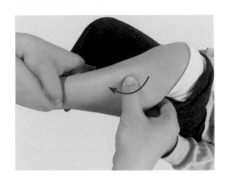

Step 5 大人用拇指按揉幼兒腿
部足三里2～3分鐘。

位置 足三里位於小腿前外
側，外膝眼（犢鼻）
下3寸，脛骨前緣外側
約一橫指處，左右各
一穴。

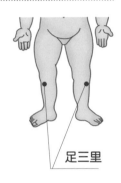

足三里

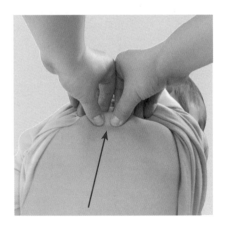

Step 6 讓幼兒俯臥，大人用
拇指、食指由下而上
捏脊3～5次。

位置 捏脊處位於脊背的正
中線，從尾骨部起至
第7頸椎。

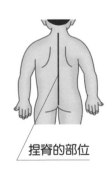

捏脊的部位

治療幼兒便秘的食療驗方

紅心蘿蔔汁

清熱潤腸。

材料	作法	適用對象
紅心蘿蔔、白糖各適量。 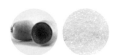	將紅心蘿蔔洗淨，放入榨汁機取汁，加入適量白糖，煮2～3分鐘，溫服。	積熱便秘的幼兒。

松子仁粥

松子中含有豐富的蛋白質、不飽和脂肪酸、維生素E、鉀、鈣、鎂、錳等營養元素，有軟化血管、潤腸通便的作用。

材料	作法	適用對象
白米100克、松子仁30克、白糖適量。 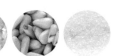	將白米洗淨，加水煮粥，熟前放入松子仁，煮至粥熟，加入白糖食用。	適用於津虧便秘的幼兒。

案例分享

1

李小弟弟，3歲

　　幼兒因過食烤肉出現便秘2天，大便穢臭、伴納差、腹脹、嘔吐酸餿、煩躁哭鬧、夜臥不安、低熱，舌紅苔膩。

　　經辨證屬食積便秘，治宜消食導滯。給予摩腹、按揉足三里、清板門、清大腸、退六腑、下推七節骨治療2天後大便正常，腹脹、納差等症狀較前減輕。囑飲食調整，繼續推拿2天後痊癒。

2

戚小妹妹，5歲

幼兒近2周出現大便乾結，多3日一次，形如羊屎狀、伴腹脹、口臭、納眠差，舌紅苔黃。

經辨證屬燥熱便秘，治宜清熱通便。給予清補脾經、清板門、清大腸、清小腸、清天河水、摩腹、推下七節骨、揉龜尾治療3天後大便2次，納眠改善。繼續推拿2天後痊癒。

3

魏小弟弟，5歲

幼兒有慢性便秘史半年，大便多3～5天一次，質並不乾硬，但乏力難下，面色㿠白、形瘦，四肢不溫，舌淡苔薄。

經辨證屬氣虛便秘，治宜益氣養血，滋陰潤燥。給予補脾經、清大腸、推三關、揉二人上馬、揉腎俞、按揉足三里治療1周後大便2天1次。囑飲食調節，繼續推拿2周後大便1天1次，飲食較前改善。

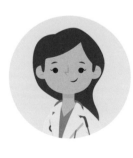

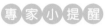 專家小提醒

1 如果幼兒是因為各種疾病造成的排便困難，那就應該儘早治療疾病，比如一些消化道畸形，是必須通過外科手術才能治好的，越早醫治效果就越好，大人們一定不能掉以輕心。

2 有些家長會忍不住用手摳糞塊，請一定要小心，只能用小手指，塗點凡士林潤滑劑後再操作，以免損傷幼兒的肛門皮膚及肛門括約肌。

發燒──調節機能，疏風散熱

　　發燒一般是指腋溫超過37.5℃，幼兒體溫在正常情況下，也可能有波動，如餵奶、飯後、活動、哭鬧、衣服過厚、室溫過高等都可使幼兒的體溫有暫時性的升高。

　　同時，發燒是指幼兒體溫病理性的升高（一般幼兒正常肛溫為36.9～37.5℃、口溫為36.4～37℃、腋溫為35.9～36.5℃），是人體對於致病因素的一種全身性反應，也是許多疾病的伴隨症狀。幼兒可能出現煩躁不安、呼吸急促、鼻翼煽動、精神萎靡、疲乏無力、不思飲食等症狀，嚴重者甚至會出現說胡話、抽搐等症狀。

發燒產生的原因

　　引起發燒的原因很多，通常可分為感染性和非感染性兩大類。臨床上以38.5℃為臨界點。此溫度以下常採用物理降溫的方法。如幼兒發燒超過48小時，出現了抽搐、昏迷等嚴重症狀，需要去醫院請專業醫生進行診治。

降溫降熱的物理手法

　　降溫的物理手法較多，現在介紹最適合家庭使用的操作方法。一般來說，一次全面的物理降溫會讓幼兒的身體降溫約0.5℃。

頭部冷溫濕敷

Step 1　用20～30℃的冷水浸濕毛巾後稍微擠壓使不滴水。
Step 2　折好置於前額，每3～5分鐘更換一次。

溫水擦拭或溫水浴

Step 1　用溫濕毛巾擦拭幼兒的頭、腋下、四肢或洗個溫水澡。擦拭時，水溫不要過低，以略低於體溫即可。
Step 2　按照從上到下、從中間向兩側的方向進行擦拭。

治療發燒的基本手法

治療順序 ▶ ▶ ▶  ▶

　　　　　清肺經　　　清天河水　　　退六腑　　　分推腹陰陽　　揉太陽

治療時間　在發燒時進行，以降溫為度。

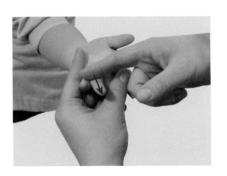

Step 1　大人用食指側面給幼兒清
　　　　　肺經約3分鐘（300次）。

位置　　肺經位於無名指掌面，
　　　　　從指尖至指根成一直
　　　　　線，左右各一處。

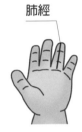

肺經

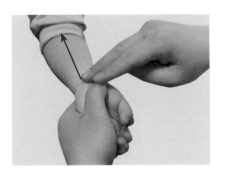

Step 2　大人用食指、中指指腹
　　　　　給幼兒清天河水約1分鐘
　　　　　（100次）。

位置　　天河水位於前臂正中央，
　　　　　從總筋到曲澤所成的一
　　　　　直線，左右各一處。

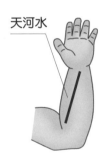

天河水

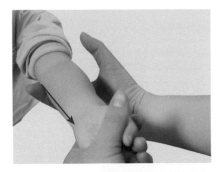

Step 3　大人用食指、中指指腹
　　　　　給幼兒退六腑約3分鐘
　　　　　（300次）。

位置　　六腑位於前臂尺側，從
　　　　　陰池至手肘所成的一直
　　　　　線，左右各一處。

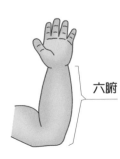

六腑

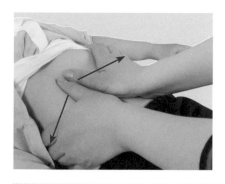

Step 4　讓幼兒躺好，露出腹部，大人用雙手拇指從肚臍向兩側分推腹陰陽2～3分鐘。

位置　腹陰陽位於中脘與兩脅下之軟肉處。

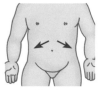

腹陰陽

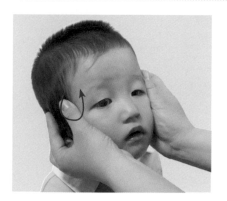

Step 5　大人用拇指指腹給幼兒揉太陽約1分鐘。

位置　太陽位於前額兩側，雙眼後方，眉梢與外眼角之間，向後約1橫指的凹陷處，左右各一穴。

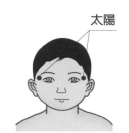

太陽

不同類型的發燒治療方法

治療時間　每天推拿按摩5～10分鐘即可。

注意事項
1　幼兒推拿按摩的手法應輕重適宜，不要讓幼兒覺得不舒服。
2　推拿按摩時，室內溫度應在22℃以上，防止幼兒著涼。
3　本手法不宜在飯前空腹時或在飯後立即進行。

外感發燒

症狀　症狀有發燒、微汗出、頭痛、鼻塞、鼻流濁涕、咳嗽、痰黃稠、咽痛口乾、舌質紅、苔薄黃、脈浮數、指紋紅紫色。治療時宜清熱解表，發散外邪。

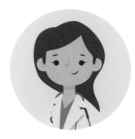

專家小知識 **脈浮數**

脈浮數為中醫表述脈象的標準術語之一，即「脈象又表淺又快」。

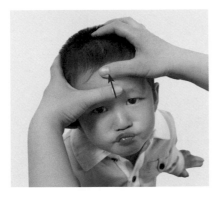

Step 1 大人用雙手拇指從下向上交替直推幼兒天門2～3分鐘。

位置 天門位於兩眉中間（印堂）至前髮際成一直線。

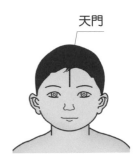

天門

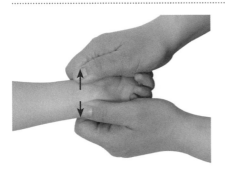

Step 2 大人用雙手拇指從中間向兩邊交替分推陰陽30次。

位置 手陰陽位於手掌根部，自小天心處向兩旁分至陽池、陰池。

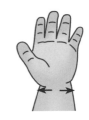

手陰陽

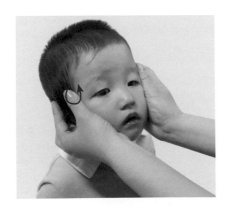

Step 3 大人用兩手拇指指端揉幼兒雙側太陽2～3分鐘。

位置 太陽位於前額兩側，雙眼後方，眉梢與外眼角之間，向後約1橫指的凹陷處，左右各一穴。

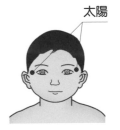

太陽

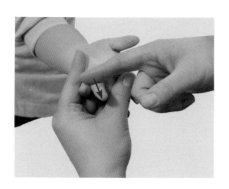

Step 4 大人用食指側面給
幼兒清肺經約3分鐘
（300次）。

位置　肺經位於無名指掌面，
自指尖至指根成一直
線，左右各一處。

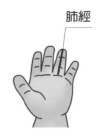

肺經

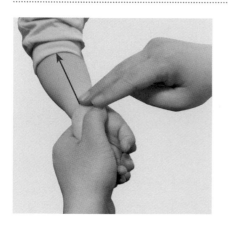

Step 5 大人用食指、中指二指從
幼兒手腕推向手臂肘中
央2～3分鐘（約300次）。

位置　天河水位於前臂正中
央，從總筋到曲澤所成
的一直線，左右各一處。

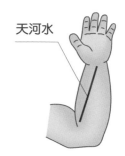

天河水

肺胃實熱

症狀

發高燒、面赤唇紅、口鼻乾燥、渴而引飲、氣息喘急、不思飲食、大便秘
結、小便短赤、舌質紅、苔黃燥、脈數而實、指紋深紫。治療時宜宣肺清
熱，消食理氣。

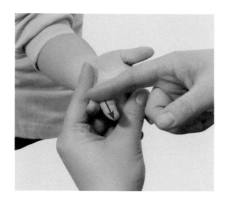

Step 1 大人用食指側面給幼兒
清肺經約3分鐘（300次）。

位置　肺經位於無名指掌面，
從指尖至指根成一直
線，左右各一處。

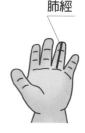

肺經

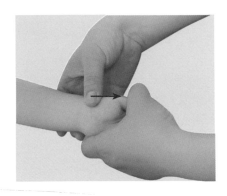

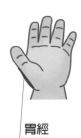

Step 2 大人用拇指指腹給幼兒清
胃經約3分鐘（300次）。

位置 胃經位於拇指指根，從
腕橫紋至拇指根橫紋，
大魚際肌的外側緣，左
右各一處。

胃經

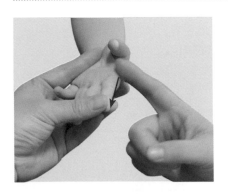

大腸

Step 3 大人用食指側面給幼兒直
推清大腸約2分鐘(200次)。

位置 大腸位於食指橈側緣，從
食指尖至虎口所成的一直
線，左右各一處。

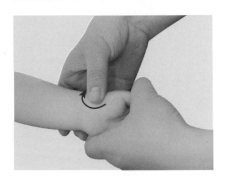

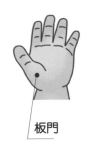

Step 4 大人用拇指指腹按揉板門
約2分鐘（200次）。

位置 板門位於手掌拇指本節
後，魚際肉處，左右各
一穴。

板門

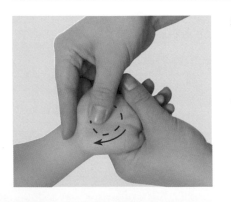

內八卦

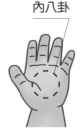

Step 5 大人用拇指在幼兒手掌掌
面運內八卦，以順時針
方向畫圓圈推動約2分鐘
（200次）。

位置 內八卦位於手掌掌面，以
掌心（勞宮）為圓心，圓
心至中指根橫紋內2/3和
外1/3交界點為半徑，畫
一圓即是，左右各一處。

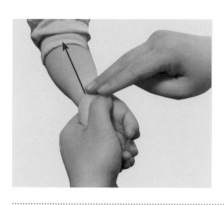

Step 6　大人用食指、中指二指
　　　　從幼兒手腕推向手臂肘
　　　　中央清天河水2～3分鐘
　　　　（約300次）。
位置　　天河水位於前臂正中
　　　　央，從總筋到曲澤所成的
　　　　一直線，左右各一處。

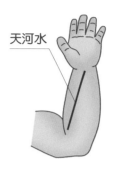

天河水

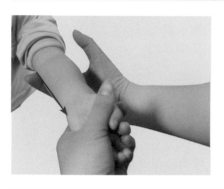

Step 7　大人用一手食指、中指
　　　　或拇指指面自幼兒手肘
　　　　推向手腕退六腑2～3
　　　　分鐘。
位置　　六腑位於前臂尺側，從
　　　　陰池至手肘所成的一直
　　　　線，左右各一處。

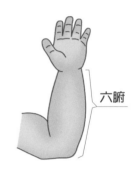

六腑

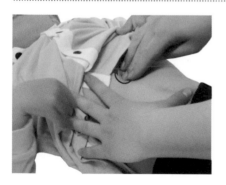

Step 8　大人用食指、中指指腹
　　　　給幼兒揉中脘約1分鐘。
位置　　中脘位於上腹部，前正
　　　　中線上，肚臍中央上方
　　　　4寸。

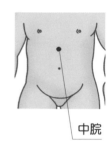

中脘

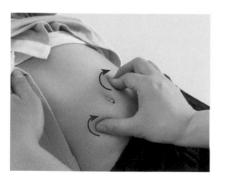

Step 9　大人用拇指、食指指腹
　　　　按揉天樞約1分鐘。
位置　　天樞位於中腹部，肚臍
　　　　中央向兩旁測量2寸，
　　　　左右各一穴。

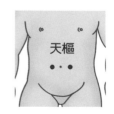

天樞

陰虛內熱

症狀

午後潮熱或低熱為主，形瘦體弱、自汗盜汗、五心煩熱、口唇乾燥、食慾缺乏、舌紅苔薄、脈細數、指紋淡紫（食指青筋呈現淡紫色）。治療時宜滋陰清熱，補益肺腎。

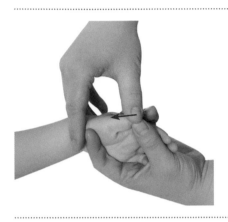

Step 1 大人用拇指從幼兒拇指指尖直推向拇指指根，單方向直推補脾經5分鐘。

位置 脾經位於拇指橈側緣赤白肉際處，左右各一處。

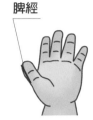
脾經

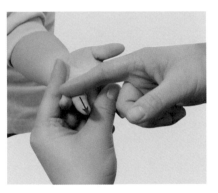

Step 2 大人用食指側面給幼兒肺經約3分鐘（300次）。

位置 肺經位於無名指掌面，從指尖至指根成一直線，左右各一處。

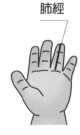
肺經

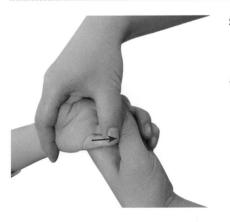

Step 3 大人用拇指側面給幼兒直推補腎經約3分鐘（300次）。

位置 腎經位於小指掌面，從指尖至指根成一直線，左右各一處。

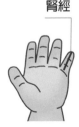
腎經

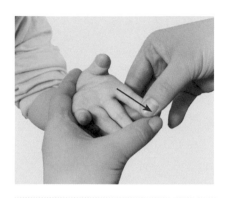

Step 4 大人用拇指指腹給幼兒清
肝經約2分鐘（200次）。

位置 肝經位於食指末端羅紋
面，左右各一處。

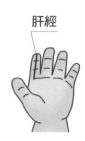

肝經

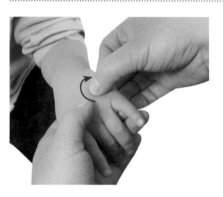

Step 5 大人用拇指指腹給幼兒揉
二人上馬約3分鐘（300次）。

位置 二人上馬位於手掌背部，
無名指與小指掌骨之間的
凹陷中，左右各一處。

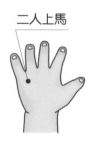

二人上馬

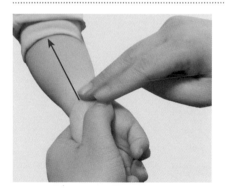

Step 6 大人用食指、中指二指從
幼兒手腕推向手臂肘中央
直推天河水2～3分鐘（約
300次）。

位置 天河水位於前臂正中央，
從總筋到曲澤所成的一直
線，左右各一處。

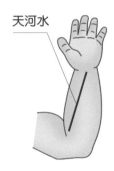

天河水

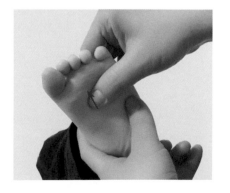

Step 7 大人用拇指指腹給幼兒直
推腳底湧泉50次。

位置 湧泉位於腳底，第2、3趾
趾縫紋頭端與腳跟連線的
前1/3處，即腳底彎曲時，
腳心前1/3的凹陷中，左右
各一穴。

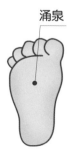

湧泉

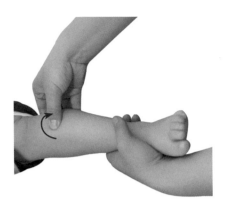

Step 8 大人用拇指按揉幼兒
　　　　腿部足三里3分鐘。

位置 足三里位於小腿前外
　　　　側，外膝眼（犢鼻）
　　　　下3寸，脛骨前緣外側
　　　　約一橫指處，左右各
　　　　一穴。

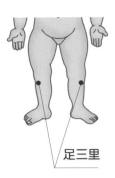

足三里

治療幼兒發燒的食療驗方

含水類液體

頻飲以排熱。

材料	作法	適用對象
如溫開水、淡味果汁、奶類液體等。	從環境整潔處取得，以確保幼兒飲用的是乾淨且溫度適中的清淡類液體。	適用於各年齡段幼兒。

白米粥

頻飲以排熱。

材料	作法	適用對象
白米適量。	在白米內加入其重量4倍的水，以大火煮開，小火熬煮成稀薄的粥。	適用於6個月以上年齡段的幼兒。

綠豆水

頻飲以排熱。

材料	作法	適用對象
綠豆適量。	在綠豆加入大於其重量4倍的水，以大火煮開，小火熬至開花即可。	適用於8個月以上年齡段的幼兒。

案例分享

1

江小妹妹，2.5歲

幼兒發燒、微汗出、頭痛、鼻流濁涕、咳嗽痰黃、咽紅、舌質紅、苔薄黃，指紋紅紫色。

經辨證屬外感發燒，治療時宜清熱解表，發散外邪。給予直推開天門、分推陰陽、揉太陽、清肺經、清天河水等對症治療後2天幼兒體溫恢復正常，流涕、咳嗽症狀減輕。

2

徐小弟弟，6歲

幼兒體溫39.1℃，面赤唇紅、口鼻乾燥、飲水較多、氣息喘急、不思飲食、大便秘結，小便短赤，舌質紅、苔黃燥，指紋深紫。

經辨證屬肺胃實熱，治療宜宣肺清熱，消食理氣。給予清肺經、清胃經、清大腸、揉板門、揉運內八卦、清天河水、退六腑、揉中脘、揉天樞等治療後1天，幼兒體溫降至38.2℃。繼續給予上述治療後3天症狀好轉。

3

丁小弟弟，3歲

幼兒長期午後潮熱，形瘦體弱，盜汗，口乾煩熱、食慾缺乏，舌紅苔薄、指紋淡紫。

經辨證屬陰虛內熱，治療時宜滋陰清熱，補益肺腎。給予補脾經、補肺經、補腎經、清肝經、揉上馬、清天河水、按揉足三里及湧泉等治療後5天，潮熱症狀改善，幼兒食慾增加。

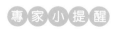

對幼兒發燒的治療，必須詳細檢查，找出發燒的原因，明確診斷，特別要排除急性傳染病及其他急性感染性疾病，以免誤診誤治。

哮喘——清肺化痰，降逆平喘

　　幼兒哮喘，又稱支氣管哮喘，是幼兒常見的多發病。一年四季均可發病，尤以寒冬季節及氣候急遽變化時發病較多。臨床常表現為發作性帶有哮鳴音的呼吸困難，持續數分鐘至數小時，可自行或經治療後緩解。嚴重的可延續數日或數周，或呈反覆發作病程。長期反覆發作常併發慢性支氣管炎和肺氣腫。分為發作期和緩解期。

哮喘產生的原因

　　幼兒哮喘的發病原因主要包括內因和外因兩個方面。中醫哮喘分為寒喘和熱喘。另外，經研究證實，幼兒哮喘發病率的增高趨勢，與自身過敏性體質導致的易感性和環境因素有密切關係。往往首先表現為上呼吸道過敏的症狀，如眼癢、鼻癢、打噴嚏、流清涕；突然發作的喘息為兒童哮喘的主要特徵。

不同時期治療哮喘的基本手法

哮喘發作期——治宜降氣化痰，止咳平喘

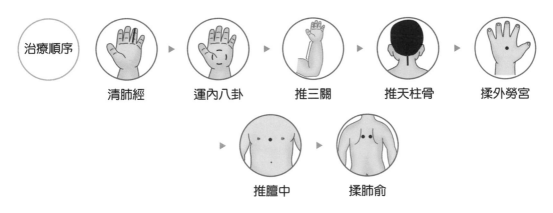

治療順序　清肺經　▶　運內八卦　▶　推三關　▶　推天柱骨　▶　揉外勞宮　▶　推膻中　▶　揉肺俞

注意事項　1 發作期應該根據不同證型辨證加減，以增強療效。

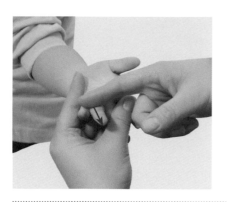

Step 1　大人用食指側面給幼兒清
　　　　肺經約3分鐘（300次）。
位置　　肺經位於無名指掌面，自
　　　　指尖至指根成一直線，左
　　　　右各一處。

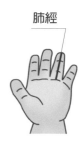
肺經

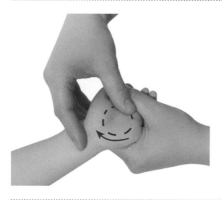

Step 2　大人拇指在幼兒手掌掌
　　　　面，以順時針方向畫圓
　　　　圈推動運內八卦約1分鐘
　　　　（100次）。
位置　　內八卦位於手掌掌面，以
　　　　掌心（勞宮）為圓心，圓
　　　　心至中指根橫紋內2/3和
　　　　外1/3交界點為半徑，畫
　　　　一圓即是，左右各一處。

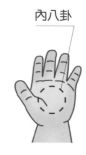
內八卦

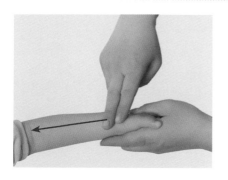

Step 3　大人用食指、中指指面，
　　　　沿著幼兒三關從手腕推
　　　　向手肘，重複約2分鐘
　　　　（200次）。
位置　　三關位於前臂橈側，從陽
　　　　池到曲池所成的一直線，
　　　　左右各一處。

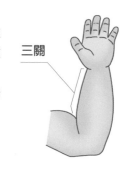
三關

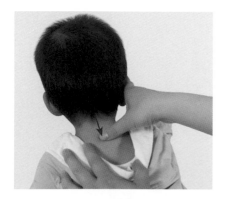

Step 4　大人用拇指指腹給幼兒推
　　　　天柱骨約2分鐘（200次）。
位置　　天柱骨位於項部，從後
　　　　髮際中點至大椎所成的
　　　　一直線。

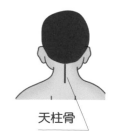
天柱骨

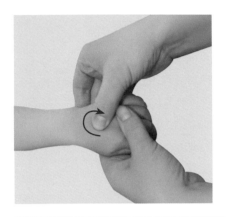

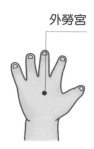

外勞宮

Step 5 大人用拇指指腹揉幼兒外勞宮2～3分鐘。

位置　外勞宮位於手背，第2、3掌骨之間，掌指關節後約0.5寸處，左右各一穴。

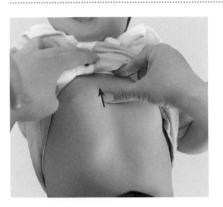

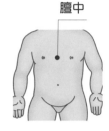

膻中

Step 6 讓幼兒躺好，露出腹部，大人以拇指直推膻中1～3分鐘。

位置　膻中位於胸部正中線上，平行第4條肋骨間，兩乳頭連線中點處。

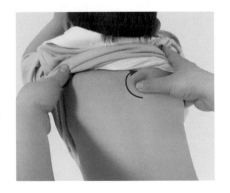

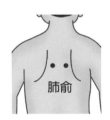

肺俞

Step 7 大人用拇指指腹揉幼兒肺俞2～3分鐘。

位置　肺俞位於背部，第3胸椎棘突下，向兩旁測量1.5寸，左右各一穴。

哮喘緩解期——治宜扶正固本

治療順序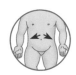

清肺經　　　　補脾經　　　　補腎經　　　　揉外勞宮　　　分推腹陰陽

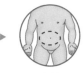

摩腹　　　　　捏脊

注意事項　1 緩解期應該根據不同證型辨證加減，以增強療效。

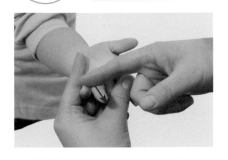

Step 1 大人用食指側面給幼兒清肺經約2分鐘（200次）。

位置　　肺經位於無名指掌面，從指尖至指根成一直線，左右各一處。

肺經

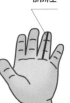

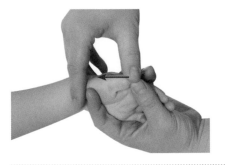

Step 2 大人拇指從幼兒拇指指尖推向拇指指根，單方向直推補脾經2分鐘（200次）。

位置　　脾經位於拇指橈側緣赤白肉際處，左右各一處。

脾經

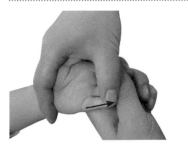

Step 3 大人用拇指側面給幼兒直推補腎經約2分鐘（200次）。

位置　　腎經位於小指掌面，從指尖至指根成一直線，左右各一處。

腎經

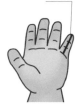

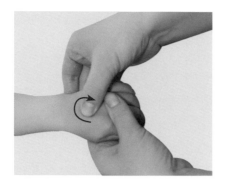

Step 4 大人用拇指指腹揉幼兒外
勞宮約2分鐘。

位置 外勞宮位於手背,第2、3
掌骨之間,掌指關節後約
0.5寸處,左右各一穴。

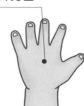

外勞宮

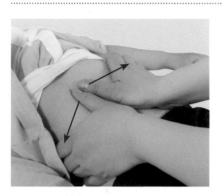

Step 5 讓幼兒躺好,露出腹部,大
人用雙手拇指從肚臍向兩
側分推腹陰陽2〜3分鐘。

位置 腹陰陽位於中脘與兩脅下
之軟肉處。

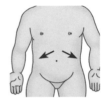

腹陰陽

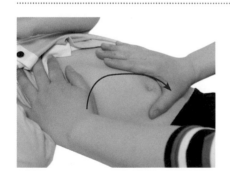

Step 6 大人用掌心給幼兒摩腹約3分鐘。

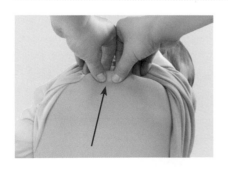

Step 7 讓幼兒俯臥,大人用拇
指、食指由下而上捏脊
3〜5次。

位置 捏脊處位於脊背的正中線,
從尾骨部起至第7頸椎。

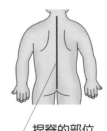

捏脊的部位

不同類型的哮喘治療方法

肺脾氣虛

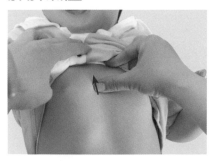

Step 1　讓幼兒躺好，露出腹部，大人以拇指直推膻中1～3分鐘。

位置　膻中位於胸部正中線上，平行第4條肋骨間，兩乳頭連線中點處。

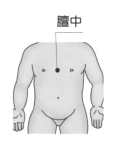

膻中

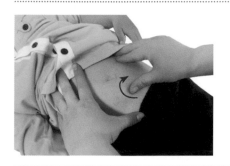

Step 2　讓幼兒躺好，露出腹部，大人以指腹摩關元1～3分鐘。

位置　關元位於下腹部，前正中線上，肚臍中央下方3寸。

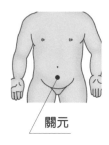

關元

脾腎陽虛

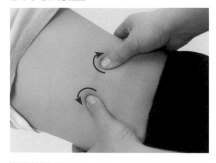

Step 1　大人用雙手拇指按揉幼兒腎俞3分鐘。

位置　腎俞位在腰部，第2腰椎棘突下，向兩旁測量1.5寸，左右各一穴。

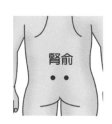

腎俞

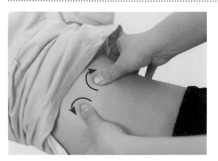

Step 2　讓幼兒俯臥，大人用雙手拇指按揉脾俞20次。

位置　脾俞位在背部，第11胸椎棘突下，向兩旁測量1.5寸，左右各一穴。

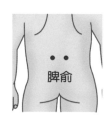

脾俞

肺腎陰虛

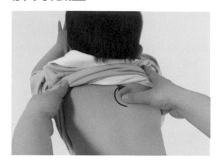

Step 1 大人用拇指指腹揉幼兒肺俞2～3分鐘。

位置 肺俞位在背部，第3胸椎棘突下，向兩旁測量1.5寸，左右各一穴。

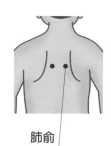

肺俞

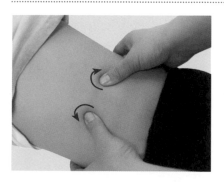

Step 2 大人用拇指按揉幼兒腎俞5分鐘。

位置 腎俞位在腰部，第2腰椎棘突下，向兩旁測量1.5寸，左右各一穴。

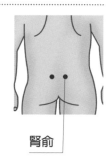

腎俞

伴有腹脹便秘，不思乳食者

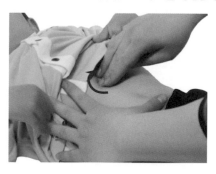

Step 1 大人用食指、中指指腹給幼兒揉中脘約1分鐘。

位置 中脘位於上腹部，前正中線上，肚臍中央上方4寸。

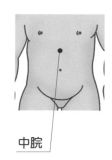

中脘

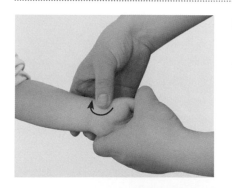

Step 2 大人用拇指按揉幼兒板門2～3分鐘。

位置 板門位於手掌拇指本節後，魚際肉處，左右各一穴。

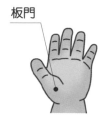

板門

兼有形體消瘦、肢冷畏寒等表現者

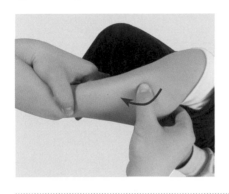

Step 1　大人用拇指按揉幼兒腿
　　　　部足三里3分鐘。

位置　　足三里位於小腿前外側，
　　　　外膝眼（犢鼻）下3寸，
　　　　脛骨前緣外側約一橫指
　　　　處，左右各一穴。

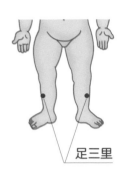

足三里

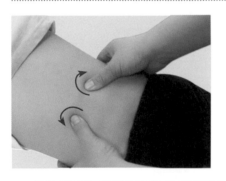

Step 2　大人用雙手拇指按揉幼
　　　　兒腎俞3分鐘。

位置　　腎俞位在腰部，第2腰
　　　　椎棘突下，向兩旁測量
　　　　1.5寸，左右各一穴。

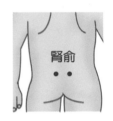

腎俞

哮喘發作期以熱性為主者

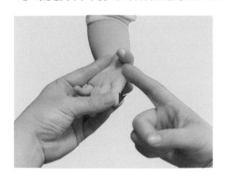

Step 1　大人用食指側面給幼
　　　　兒直推清大腸約2分鐘
　　　　（200次）。

位置　　大腸位於食指橈側緣，
　　　　從食指尖至虎口所成的
　　　　一直線，左右各一處。

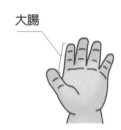

大腸

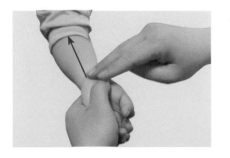

Step 2　大人用食指、中指指腹
　　　　從幼兒手腕推向手臂肘
　　　　中央清天河水2～3分鐘
　　　　（200～300次）。

位置　　天河水位於前臂正中央，
　　　　從總筋到曲澤所成的一
　　　　直線，左右各一處。

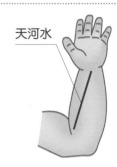

天河水

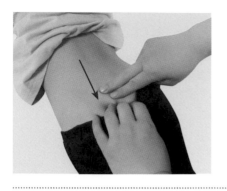

Step 3 大人用食指、中指指腹給幼兒下推七節骨3分鐘。

位置 七節骨位於從命門至尾椎骨端（長強穴）所成的一直線。

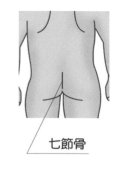

七節骨

以寒性哮喘為主者

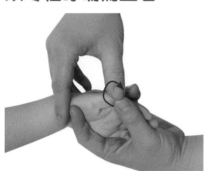

Step 1 大人用拇指沿著幼兒脾經，以順時針方向旋轉推動約2分鐘（200次）。

位置 脾經位於拇指橈側緣赤白肉際處，左右各一處。

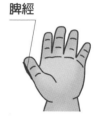

脾經

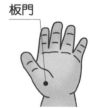

板門

Step 2 大人用拇指按揉幼兒板門2～3分鐘。

位置 板門位於手掌拇指本節後，魚際肉處，左右各一穴。

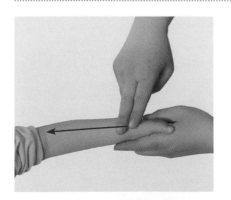

Step 3 大人用食指、中指指面，沿著幼兒三關從手腕推向手肘，重複約2分鐘（200次）。

位置 三關位於前臂橈側，從陽池到曲池所成的一直線，左右各一處。

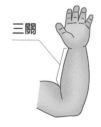

三關

呼吸困難，喉中痰鳴重者

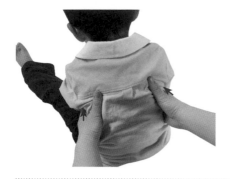

Step 1 大人用掌心給幼兒搓摩脅肋2～3分鐘，以有熱感為宜。

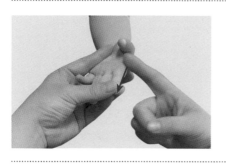

Step 2 大人用食指側面給幼兒直推清大腸約2分鐘（200次）。

位置　大腸位於食指橈側緣，從食指尖至虎口所成的一直線，左右各一處。

大腸

兼有喘息氣促，睡臥不寧，神疲乏力者

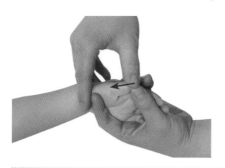

Step 1 大人用拇指從幼兒拇指指尖推向拇指指根，單方向直推補脾經5分鐘（500次）。

位置　脾經位於拇指橈側緣赤白肉際處，左右各一處。

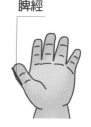
脾經

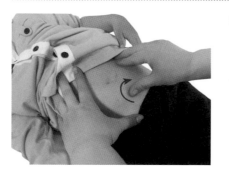

Step 2 讓幼兒躺好，露出腹部，大人按揉關元1～3分鐘。

位置　關元位於下腹部，前正中線上，肚臍中央下方3寸。

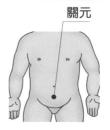
關元

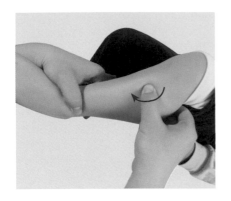

Step 3　大人用拇指按揉幼兒
　　　　腿部足三里3分鐘。

位置　　足三里位於小腿前外
　　　　側，外膝眼（犢鼻）
　　　　下3寸，脛骨前緣外側
　　　　約一橫指處，左右各
　　　　一穴。

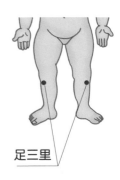

足三里

治療幼兒哮喘的食療驗方

牛膽汁蜂蜜飲

燥濕化痰，定驚平喘。

材料	作法	適用對象
新鮮牛膽汁90克、蜂蜜150克。 	將新鮮牛膽汁與蜂蜜混合，蒸2小時取出，早晚各服1湯匙。	適用於熱性哮喘發作期的幼兒。

白果仁糊

祛痰、止咳、潤肺、定喘。

材料	作法	適用對象
白果仁10克、紅糖或蜂蜜適量。 	將白果仁以小火炒熟，用刀拍破果皮、去外殼，加水煮熟、加入紅糖或蜂蜜，連續服食。	適用於哮喘緩解期的幼兒。

蔥姜糯米粥

溫覆取汗（讓身體出一點點微汗）。

材料	作法	適用對象
糯米60克、生薑5片、米醋5毫升、連鬚蔥莖適量。 	將生薑搗爛、加入糯米、連鬚蔥莖、米醋一起煮粥，趁熱服用。	適用於風寒引起的哮喘的幼兒。

案例分享

1

鄭小弟弟，5歲

幼兒哮喘時作近1年，每因感冒誘發。3天前幼兒因受涼感冒誘發哮喘，喘咳伴喉間痰鳴、憋氣、夜間較重，痰色黃稠、口乾咽燥、食慾差，伴有低熱，小便黃、大便乾，舌紅苔黃。

經辨證屬哮喘發作期熱哮，治宜清熱宣肺，化痰定喘。給予清肺經、推揉膻中、揉天突、搓摩脅肋、揉肺俞、運內八卦、清天河水推拿2次後幼兒咳喘症狀減輕，體溫正常，痰易吐，繼續推拿1周後咳喘全消，飲食正常。

2

陳小弟弟，7歲

幼兒哮喘反覆發作3年餘，每遇涼後發作，夜間尤為明顯，哮喘發作時伴鼻塞、噴嚏，甚至呼吸困難，每次發作持續半小時以上。舌淡，苔薄白，脈弦緊。

經辨證屬寒哮，治宜溫肺散寒，化痰定喘。給予開天門、推坎宮、推太陽、推三關、清天河水、補脾腎、平肝肺、運內八卦、推四橫紋、揉小橫紋推拿2次後咳喘症狀減輕。繼續推拿一治療時間後症狀再次減輕，再鞏固治療一個治療時間後痊癒。

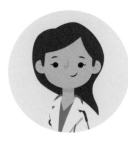

專家小提醒

1 大人要讓幼兒儘量避免接觸過敏物；天氣突變時，注意保暖；還要帶幼兒適當進行室外體育鍛煉。

2 幼兒哮喘多是環境或食物中過敏原引起的，原因不同，治療和預防就不同。所以應該去當地的過敏中心檢查過敏原，然後進行有的放矢的預防和免疫或脫敏才能根治。

3 哮喘反覆發作不易根除，因此應積極治療。若能運用冬病夏治、伏天推拿，則可獲良效。

4 適當加強戶外體育鍛煉，多接受新鮮空氣和陽光，增強體質，減少哮喘發作。

幼兒中醫知識淺析

你的寶寶屬於哪種體質？

中醫對人不同體質的歸納和分類有很完善的理論基礎。需要運用中醫的整體觀念和辨證論治對個體進行分析，來定證型，根據證型來治療。

給寶寶進行保健措施時，也要遵循這個原理。中醫學將孩子的體質分為健康、寒、熱、虛、濕5種類型。這樣可根據體質的差異來採取不同的方法。這是中醫的因時因地因人的基本原則。

健康型	寒型	熱型	虛型	濕型
身體壯實、面色紅潤、精神飽滿、吃飯香、大小便正常。	身體和手腳冰涼、面色蒼白、不愛運動、吃飯不香、食生冷物容易大便溏稀。	形體壯實、面赤唇紅、不喜歡熱的食物、喜歡涼的東西、煩躁易怒、貪吃、大便秘結。	面色萎黃、少氣懶言、神疲乏力、不愛運動、汗多、飯量小、大便溏軟。	喜歡吃肥甘厚膩的食物、形體多肥胖、動作遲緩、大便溏爛。

幼兒五臟補瀉之道

中醫學上：金、木、水、火、土為五行。相對應的臟腑為肺、肝、腎、心、脾。

肺（金）	肝（木）	腎（水）	心（火）	脾（土）
負責聲音。幼兒說話沒氣，聲音很弱，說明肺虛；不出聲或嗓音經常忽然嘶啞，表示肺內有痰。此外，肺還負責皮膚，幼兒整天抓來抓去，渾身無故發癢，表示肺燥。皮膚少潤澤也是肺虛的表現之一。	負責血氣。肝虛的幼兒容易盜汗和抽筋。	負責骨、齒、耳。以上器官或部位有病應從腎治。	幼兒老是一驚一乍，表現得心神不安，屬心虛；無緣無故就流淚，屬心熱；身體瘦弱，坐著不動都會經常出虛汗，屬心虛。身體上總容易有原因不明的紅腫現象，屬心熱。	負責身體元氣。氣又與汗液有關係，氣弱時，晚上會盜汗，且顯得消瘦。脾有問題時，內分泌不穩定，還會影響情緒和思維。

五臟之中，脾和肺最脆弱，最易受傷。如果父母過度溺愛，把過多好吃的塞給孩子，就容易傷脾。如果照顧疏忽，就容易導致六淫襲肺，從而導致感冒、發燒、咳嗽。

在中醫學上有這樣的說法：把五行相生的道理套用到五臟的關係上；脾土生肺金；肺金生腎水；腎水生肝木；肝木生心火；心火生脾土。在前的是母，在後是子，這就是五臟相生的順序。

有生必有剋，沒有剋的話，各臟腑之間沒了制約，機體就不能正常工作了。根據五行相剋的道理，肝木剋脾土、脾土剋腎水、腎水剋心火、心火剋肺金、肺金剋肝木。剋的是強者，被剋的相對處於弱勢，這就是五臟相剋的順序。

如果不明白五臟生剋的道理，運用兒童按摩手法的時候就會搞不清楚補和瀉的方法。很簡單，只要牢牢記住：「實則瀉其子，虛則補其母」的原理就能了解大半。

望幼兒面相，知五臟症狀

中醫學講，人體有五臟，雖然五臟在體內不可見，但五官作為人體經絡的「開竅」，就可以像鏡子一樣把藏在深處的五臟的狀態一一表現出來。根據此法，如果看到孩子面色跟平常不一樣，可以通過觀面相辨別臟腑虛實，來診斷疾病。

面色
紅，病在心，面紅表示心熱。
青，病在肝，面青表示身體上有疼痛的地方。
黃，病在脾，面黃表示脾傷。
白，病在肺，面白表示肺有寒氣。
黑，病在腎，面黑而無潤澤，表示腎氣虛極。

鼻准（鼻尖）
鼻尖紅燥，表示脾熱。
鼻尖慘黃，表示脾虛弱。

嘴
往右歪，是有肝風。
往左歪，脾有痰。

牙床
牙床紅腫，表示脾胃有熱。
牙床破爛，表示脾胃火盛。

眼睛——肝之竅
愛盯人看，眼睛轉來轉去，表示有肝風。

唇——脾胃之竅
紅紫，表示脾胃有熱。
淡白，表示脾胃虛。
漆黑，脾胃虛極。

耳與齒——腎之竅
耳鳴，腎氣不和。

鼻孔——肺之竅
孔乾燥，表示有肺熱。
鼻孔流清涕，表示肺有寒氣。

小腸——與心相表裡，通過小便反映出來
小便短黃澀痛，表示心有熱，熱邪下注到小腸。
小便色淡而多，表示心虛。

膽──肝
口苦，表示肝火旺。
聞聲易受驚嚇，表示肝虛。

脾──與胃相表裡，通過胃反映出來
嘔吐而唇紅，表示胃熱。
嘔吐而唇慘白，表示胃虛。
嘔吐而唇色正常，表示飲食不當，胃傷了。

膀胱──腎
筋腫、筋痛、抽筋，表示腎的寒氣進入膀胱了。

看印堂色澤知健康

印堂位於兩眉頭的中間，用水洗淨後，詳細觀察兒童印堂五色變化，可按色診病。

紅色：屬心，兒童印堂顏色發紅，為肺受熱。凡印堂有紅筋紅色，都是心肺之疾，根據「熱則清之，實則瀉之，虛則補之」的原則，熱病適合併使用瀉法，瀉心經、肺經。注意，心經有熱，不能直接清心經，可用推天河水代替。

紫色：熱毒嚴重，必須大清，用退大熱的六腑，推拿到熱退為止。

青色：屬肝，印堂色青，表示肝風內動。注意肝為將軍之官，可平不可補，虛則補其母，補腎即補肝。

黑色：屬腎，印堂色黑，說明風寒入腎，需拿列缺急救，按摩到出汗，風邪即散。

白色：屬肺，肺為腎之母，印堂色白，肺有痰。天河水能清上焦之熱，重推，痰馬上就散。

黃色：屬脾，印堂色黃者，表示兒童多脾胃病。常見的有腹瀉、便秘兩種。孩子腹瀉，多因脾胃薄弱，餵養不當而傷脾胃引起。推大腸能補脾虛，清腸胃積滯，調功能。若孩子便秘，多因脾熱脾燥所致，把大拇指伸直向外推，能瀉脾；大腸與肺相表裡，便秘腸結因肺燥，肺燥大腸亦燥，必清大腸。脾肺為母子關係，若燥，瀉之立癒；腎為先天之本，脾為後天之本，相互促進，關係密切，治療便秘時須兼補腎。另外，鼻流清涕的孩子也可能印堂發黃，這是外感風寒，用食、中二指入鼻孔，左右旋轉，這叫「黃蜂入洞」，可以發汗祛風寒。

觀幼兒五指，知百脈盛衰

絡脈是由經脈分出來的、分佈在皮下淺層的支脈。3歲以下的孩子，皮薄膚嫩，特別適合併使用望食指脈絡的方式來診斷身體狀況。

家長可以抱起孩子，向著亮處，用左手拇指和食指握住孩子的食指末端，再用右手拇指在孩子的虎口至食指側的淺表靜脈，從指尖向指根部推擦幾次，力道適中，使指紋顯露，這樣才易觀察。

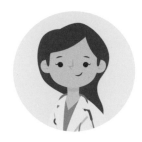

專家小知識 **食指脈絡**

食指脈絡是指虎口至食指側的淺表靜脈，是寸口脈的分支，與寸口脈同屬肺經，其形色變化可以反映寸口脈的變化，所以，望孩子的食指絡脈與把脈的意義相同，可以直接觀察身體內的病變。食指靠近手掌的第1節為風關、第2節為氣關，第3節為命關。

若淺表靜脈看起來浮顯，多數為感冒，就是病灶在皮膚淺表，發汗毒素就會隨著汗液流出來，病就會好；若淺表靜脈看起來沉隱，說明病在體內很深的地方，很難出來，就只能通過按摩慢慢調理好，體內的正氣強壯了，才能一步步把病根徹底祛除。

若淺表靜脈的顏色鮮紅，屬於外感感冒；呈紫紅色，屬於裡熱證，就是熱邪在身體內較深的地方，需要經常清天河水才能把熱邪除掉。

若淺表靜脈的顏色是青色，表示孩子經常有疼痛或抽筋，有的孩子經常哭鬧，淺表靜脈是青色，要仔細全面檢查；若淺表靜脈是紫黑色，表示孩子血絡郁閉；若淺表靜脈顏色很淡，表示孩子脾虛、氣血不足。

這種方法也能反映孩子病情的輕重，若病重，淺表靜脈長；若病輕，淺表靜脈短。絡脈透過三關直達指端，稱為透甲射關，病多半比較兇險，要抓緊醫治。

淺表靜脈增粗，分支顯見，病為實證、熱證，推拿時用瀉法；淺表靜脈變細，分支不顯，就是虛證、寒證，推拿時用補法。

幼兒取穴定位法

取穴的方法，一般可分為體表標誌法、同身寸取穴法、骨度分寸法和簡單取穴法等。針對幼兒取穴，在本書中通常以幾種取穴方法相結合，根據具體情況、部位適當選擇。

體表標誌法

以體表是用某些標誌如五官、毛髮、指甲、乳頭、肚臍或關節、肌肉等活動時產生的孔隙、凹陷等來作為依據，去找所要取的穴位，這樣的取穴方法就是體表標誌法。通常多用此法取的穴位有印堂，即兩眉中間；膻中，即兩乳頭水準連線中點等。

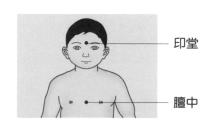

同身寸取穴法

同身寸取穴法，就是以幼兒的手為標準，測量本人身上的穴位。常用的有以下3種。

拇指同身寸	中指同身寸	橫指同身寸
拇指指間關節的寬度為1寸。	中指屈曲時，中指中節兩橫紋末梢之間為1寸。	四指併攏時，以中指近節指間關節平面的寬度約為3寸。

骨度分寸法

骨度分寸法是以自己身體某兩點間的距離為若干寸的取穴方法。由於中醫裡的「寸」為每個人大拇指的寬度，所以用「比例」為概念、「寸」為基準，測量距離以取穴。如前髮際與後髮際之間規定為12寸、肚臍的中心與恥骨聯合上緣為5寸等。

簡單取穴法

簡單取穴法是一種簡單易行的取穴方法，是依據人體某局部活動後出現的隆起、凹陷、孔隙、皺紋等作為取穴標誌的方法。如兩耳角直上連線點為百會等。

參考文獻

[1]嚴雋陶主編.推拿學.北京：中國中醫藥出版社，2003.

[2]羅才貴主編.推拿治療學.北京：人民衛生出版社，2011.

[3]鄭軍，佘繼林主編.馮氏捏脊派幼兒推拿.青島：青島出版社，2015.

[4]李先曉主編.幼兒推拿秘笈.北京：人民衛生出版社，2010.

[5]張素芳主編.孫重三幼兒推拿.青島：青島出版社，2014.

[6]蔣愛民，齊濟生等主編.幼兒撫觸按摩圖解.北京：中國中醫藥科技出版社，2007.

[7]葛湄菲，高岱清.漢英對照幼兒推拿.上海：上海科學技術出版社，2009.

[8]籍孝誠著.寶寶撫觸與親子操.北京：化學工業出版社，2012.

[9]查煒主編.圖解兒童按摩撫觸.南京：江蘇科學技術出版社，2014.

按捏聖經 圖解嬰幼兒撫觸捏脊按摩法

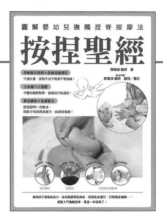

作　　者	隋曉峰
發 行 人	林敬彬
主　　編	楊安瑜
編　　輯	林子揚、李睿薇、林佳伶
內頁編排	李建國
封面設計	陳語萱
行銷企劃	戴詠蕙、趙佑瑀
編輯協力	陳于雯、高家宏

出　　版	大都會文化事業有限公司
發　　行	大都會文化事業有限公司
	11051 台北市信義區基隆路一段 432 號 4 樓之 9
	讀者服務專線：（02）27235216
	讀者服務傳真：（02）27235220
	電子郵件信箱：metro@ms21.hinet.net
	網　　　址：www.metrobook.com.tw

郵政劃撥	14050529 大都會文化事業有限公司
出版日期	2023 年 09 月初版一刷
定　　價	380 元
ＩＳＢＮ	978-626-97438-9-6
書　　號	Health⁺194

◎本書由化學工業出版社授權繁體字版之出版發行。
◎本書如有缺頁、破損、裝訂錯誤，請寄回本公司更換。
◎本書為《圖解嬰幼兒撫觸捏脊按摩法》二版。

國家圖書館出版品預行編目（CIP）資料

按捏聖經：圖解嬰幼兒撫觸捏脊按摩法 / 隋曉峰著.
-- 初版 . -- 臺北市：大都會文化 , 2023.09
192 面；17×23 公分
ISBN 978-626-97438-9-6(平裝)

1. 按摩 2. 小兒科 3. 中醫

413.92　　　　　　　　　　　　　　112013174

大都會文化　讀者服務卡

書名：**按捏聖經：圖解嬰幼兒撫觸捏脊按摩法**

謝謝您選擇了這本書！期待您的支持與建議，讓我們能有更多聯繫與互動的機會。

A. 您在何時購得本書：＿＿＿＿＿年＿＿＿＿＿月＿＿＿＿＿日

B. 您在何處購得本書：＿＿＿＿＿＿＿＿＿＿書店，位於＿＿＿＿＿＿＿＿＿＿（市、縣）

C. 您從哪裡得知本書的消息：
　　1. □書店　　2. □報章雜誌　3. □電臺活動　　4. □網路資訊
　　5. □書籤宣傳品等　6. □親友介紹　7. □書評　8. □其他

D. 您購買本書的動機：（可複選）
　　1. □對主題或內容感興趣　2. □工作需要　3. □生活需要
　　4. □自我進修　5. □內容為流行熱門話題　6. □其他

E. 您最喜歡本書的：（可複選）
　　1. □內容題材　2. □字體大小　3. □翻譯文筆　4. □封面　5. □編排方式　6. □其他

F. 您認為本書的封面：1. □非常出色　2. □普通　3. □毫不起眼　4. □其他

G. 您認為本書的編排：1. □非常出色　2. □普通　3. □毫不起眼　4. □其他

H. 您通常以哪些方式購書：（可複選）
　　1. □逛書店　2. □書展　3. □劃撥郵購　4. □團體訂購　5. □網路購書　6. □其他

I. 您希望我們出版哪類書籍：（可複選）
　　1. □旅遊　2. □流行文化　3. □生活休閒　4. □美容保養　5. □散文小品
　　6. □科學新知　7. □藝術音樂　8. □致富理財　9. □工商企管　10. □科幻推理
　　11. □史地類　12. □勵志傳記　13. □電影小說　14. □語言學習（＿＿＿＿語　）
　　15. □幽默諧趣　16. □其他

J. 您對本書（系）的建議：
＿＿＿＿＿＿＿＿＿＿＿＿＿＿＿＿＿＿＿＿＿＿＿＿＿＿＿＿＿＿＿＿＿＿＿＿＿＿＿

K. 您對本出版社的建議：
＿＿＿＿＿＿＿＿＿＿＿＿＿＿＿＿＿＿＿＿＿＿＿＿＿＿＿＿＿＿＿＿＿＿＿＿＿＿＿

讀者小檔案

姓名：＿＿＿＿＿＿＿＿＿＿　性別：□男　□女　生日：＿＿＿年＿＿＿月＿＿＿日

年齡：□ 20 歲以下 □ 21～30 歲 □ 31～40 歲 □ 41～50 歲 □ 51 歲以上

職業：1. □學生 2. □軍公教 3. □大眾傳播 4. □服務業 5. □金融業 6. □製造業
　　　7. □資訊業 8. □自由業 9. □家管 10. □退休 11. □其他

學歷：□國小或以下 □國中 □高中／高職 □大學／大專 □研究所以上

通訊地址：＿＿＿＿＿＿＿＿＿＿＿＿＿＿＿＿＿＿＿＿＿＿＿＿＿＿＿＿＿＿＿＿＿

電話：（H）＿＿＿＿＿＿＿＿＿＿　（O）＿＿＿＿＿＿＿＿＿　傳真：＿＿＿＿＿＿＿＿

行動電話：＿＿＿＿＿＿＿＿＿＿＿＿　E-Mail：＿＿＿＿＿＿＿＿＿＿＿＿＿＿

◎謝謝您購買本書，歡迎您上大都會文化網站（www.metrobook.com.tw）登錄會員，或
　至Facebook（www.facebook.com/metrobook2）為我們按個讚，您將不定期收到最新的
　圖書訊息與電子報。

圖**解**嬰幼兒撫觸捏脊按摩法

按捏聖經

北 區 郵 政 管 理 局
登記證北臺字第 9125 號
免 貼 郵 票

大都會文化事業有限公司

讀 者 服 務 部　　　收

11051 臺北市基隆路一段 432 號 4 樓之 9

寄回這張服務卡〔免貼郵票〕

您可以：

◎不定期收到最新出版訊息

◎參加各項回饋優惠活動

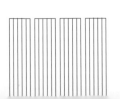

郵政劃撥儲金存款單

98-04-43-04

收款帳號 14050529

金額 新台幣(小寫)　億 仟萬 佰萬 拾萬 萬 仟 佰 拾 元

收款戶名 大都會文化事業有限公司

寄款人 □他人存款 □本戶存款

主管：

姓名
地址
電話

通訊欄（限與本次存款有關事項）

請書寫正楷並以正體字填寫，勿以簡體字填寫。郵政劃撥儲金存款單每筆最低金額 1000 元，約 20 次 100 分鐘內書寫郵件運資運費及運費。

書名　作者　單價　數量　合計　片

經辦局收款戳

虛線內備供機器印錄用請勿填寫

大都會文化、大旗出版社讀者請注意

一、帳號、戶名及寄款人姓名地址各欄請詳細填明，以免誤寄；抵付票據之存款，務請於交換前一天存入。

二、本存款金額之幣別為新台幣，每筆存款至少須在新台幣十五元以上，且限填至元位為止。

三、倘金額塗改時請更換存款單重新填寫。

四、本存款單不得黏貼或附寄任何文件。

五、本存款金額業經電腦登帳後，不得申請撤回。

六、本存款單備供電腦影像處理，請以正楷工整書寫並請勿摺疊。帳戶如需自印存款單，各欄文字及規格必須與本單完全相符；如有不符，各局應婉請寄款人更換郵局印製之存款單填寫，以利處理。

七、本存款單帳號與金額欄請以阿拉伯數字書寫。

八、帳戶本人在「付款局」所在直轄市或縣(市)以外之行政區域存款，需由帳戶內扣收手續費。

如果您在存款上有任何問題，歡迎您來電洽詢
讀者服務專線：(02)2723-5216(代表線)
為您服務時間：09：00～18：00(週一至週五)
大都會文化事業有限公司　讀者服務部

交易代號：0501、0502 現金存款　0503票據存款　2212劃撥票據託收

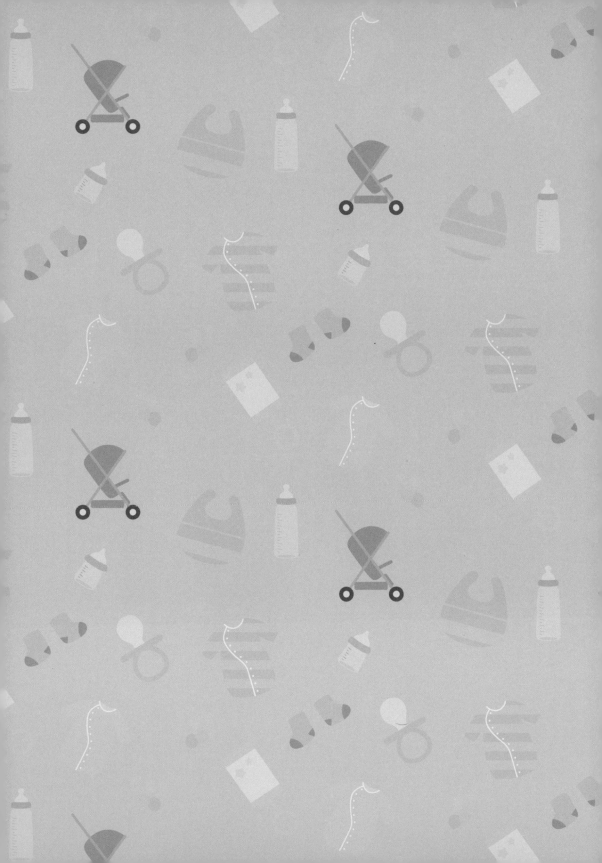

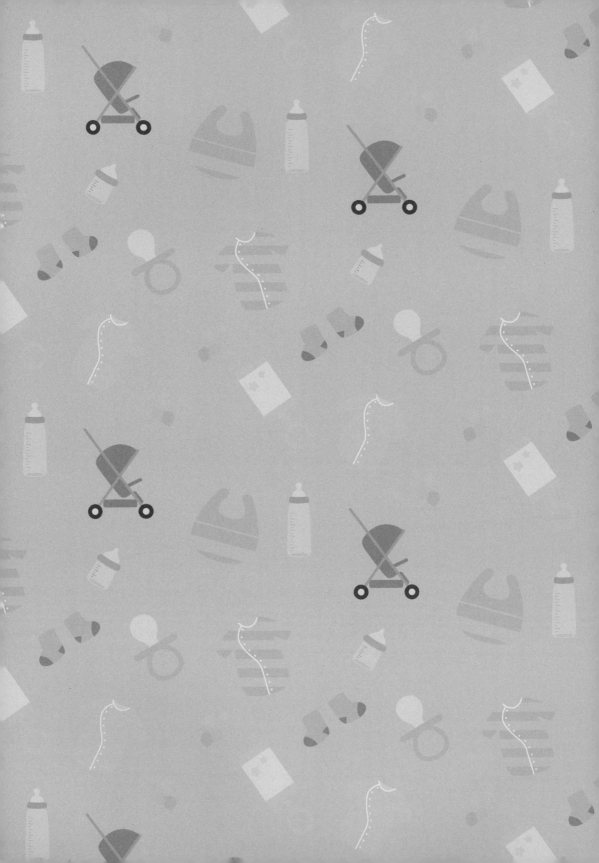